KB139335

기억의 세계

한림SA **13**

두뇌 속 저장 장치의 비밀

기억의 세계

2017년 6월 28일 1판 1쇄

엮은이   사이언티픽 아메리칸 편집부
옮긴이   홍경탁

펴낸이   임상백
기획   류형식
편집   박선미
독자감동   이호철, 김보경, 김수진, 한솔미
경영지원   남재연

ISBN 978-89-7094-886-7 (03510)
ISBN 978-89-7094-894-2 (세트)

펴낸곳   한림출판사
주소   (03190) 서울시 종로구 종로 12길 15
등록   1963년 1월 18일 제 300-1963-1호
전화   02-735-7551~4
전송   02-730-5149
전자우편   info@hollym.co.kr
홈페이지   www.hollym.co.kr
페이스북   www.facebook.com/hollymbook

표지 제목은 아모레퍼시픽의 아리따글꼴을 사용하여 디자인되었습니다.

한림SA 13

SCIENTIFIC AMERICAN™

두뇌 속 저장 장치의 비밀

기억의 세계

사이언티픽 아메리칸 편집부 엮음
홍경탁 옮김

Remember When?
The Science of Memory

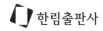 한림출판사

들어가며

기억의 과학

우리는 좀처럼 기억이란 과정에 대해 놀라움을 느끼지 않는다. 다시 말하면, 기억을 잃어버리고 나서야 비로소 기억이 놀라운 행위라는 것을 깨닫는다. 어떻게 기억을 하고, 어떻게 기억을 잃는 걸까? 무엇보다도, 어떤 것은 기억하면서 어떤 것은 기억하지 못하는 이유는 무엇일까? 50년 이상의 연구를 통해 '기억센터'라는 뇌의 특정 영역이 기억을 전담한다는 사실이 밝혀졌다. 또한 기억에는 여러 가지 유형, 즉 사실, 경험, 일을 처리하는 방법 등 다양한 기억의 유형이 있다는 사실이 밝혀졌다.

이 책 1부에서는 '기억이란 무엇인가?'라는 제목으로, 기억에 대해 과학적으로 어떻게 설명할 수 있는지 살펴볼 것이다. 게리 스틱스(Gary Stix)는 '이건 꼭 기억해야 합니다…, 그러지 않으면 안 되니까요'라는 놀라운 글에서 20년 전 어느 화요일 점심에 무엇을 먹었는지 기억하는 사람이 있는 반면, 그러지 못하는 사람도 있는데 그 이유가 무엇인지 알아본다. 에릭 캔들(Eric Kandel)과의 흥미진진한 질의응답도 기다린다. 에릭 캔들은 신경과학자이자 정신과 의사이며, 뇌의 기억 저장을 위해 뉴런(neuron)이 동시에 발화하는 방법에 대한 획기적 연구로 노벨상을 수상했다.

2부 '기억의 해부'에서는 기억의 저장 과정을 비롯해 해마에 저장된 단기 기억이 대뇌 피질로 옮겨 가서 어떻게 장기 기억이 되는지 알아본다. 이 분야 리더들이 내놓은 몇 가지 뛰어난 연구들은 기억이 단기적으로 저장되어 장기적 기억으로 강화되고, 접근 가능해지는 데 대한 흥미로운 이론을 제시한다.

그중에는 뉴런 하나에 기억 한 가지가 대응된다는 '할머니 세포(grandmother cell)' 이론을 다시 연구하는 사람도 있고, 정서적 경험이 기억을 강하게 만든다는 것을 보여주는 사람도 있다.

3부의 주제는 '학습과 기억'으로 조 첸(Joe Z. Tsien)은 '총명한 생쥐 만들기'라는 멋진 글에서 뉴런의 수용체 단백질을 유전적으로 변경해서 '똑똑한' 생쥐를 만들어내는 기법을 소개한다. 또 다른 글에서는 백질과 학습의 연관성을 다룬다. 3부 세 번째 글에서는 뇌가 어떻게 잠자는 시간을 이용해 우리가 인지한 것을 나중에 다시 찾아볼 수 있도록 장기 기억으로 저장하는지 알아본다.

4부에서는 기억상실, 최면, 데자뷔(déjà vu) 등 인간 기억의 '기이한' 측면을 다룬다.

5부에서는 기억과 트라우마, 특별한 행동 기법을 비롯해 고통과 트라우마를 유발하는 기억을 사후에 줄여주는 약물 연구에 대해 집중적으로 알아본다. 오랫동안 저널리스트로 활동해온 제리 아들러(Jerry Adler)가 외상 후 스트레스 장애(post-traumatic stress disorder, PTSD)로 고통받는 참전군인에 대해 쓴 글은 감정적으로 충격받은 사람들을 치료하는 방법에 있어 획기적 전환점이 될 것이다.

6부에서는 기억과 나이에 대해 상세하게 파헤친다. 나이가 들어가면 치매 진단을 받지 않더라도 기억력이 감소한다는 것은 잘 알려진 사실이지만, 그 원인은 여전히 미지의 영역으로 남아 있다. 몇몇 글에서는 꾸준한 운동으로 정신적·육체적 건강이라는 두 가지 측면에서 건강을 유지하는 방법의 핵심을 담고 있다. '유산소 운동이 노인의 기억력을 향상시킨다'라는 글에서 캐서린 하먼은 밑바탕에 숨어 있는 과학에 대해 논의한다.

마지막으로 7장에서는 기억력 향상 방법을 살펴본다. 먼저 꿈과 학습 능력 향상의 관계에 대해 알아본다. '기억하는 약'에서 더글러스 필즈(R. Douglas Fields)는 '똑똑해지는 약'이라는 개념 이면에 무엇이 있는지 간단하게 정리한다. 이는 특정 단백질 키나아제(protein kinase)가 기억력의 폭발적 향상을 불러올 수도 있으므로 알약 형태로 만들어진다면 기억이라는 신비로운 능력을 향상시킬 수도 있다는 발견에 바탕을 둔 것이다.

– 지넨 스완슨(Jeanene Swanson), 편집자

CONTENTS

1

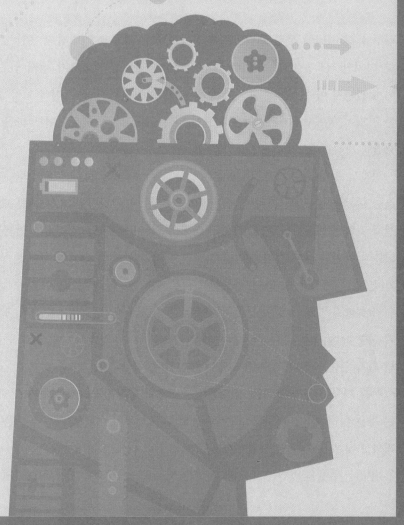

기억이란 무엇인가?

1-1 기억의 좋은 점과 나쁜 점

줄리언 드 프레이타스

일주일 전 저녁에 무엇을 먹었는지 기억하는가? 대부분 기억하지 못할 것이다. 하지만 식사를 마친 지 얼마 되지 않았다면 무엇을 먹었으며, 접시에 무엇이 있었는지 아주 상세하게 기억이 날 것이다. 그때와 지금 사이에 기억에는 무슨 일이 일어났을까? 기억은 천천히 사라지는 걸까? 아니면 어느 순간 한꺼번에 사라질까?

시각적 영상(예를 들면 식탁에 있던 음식들)에 대한 기억은 시각 기억(visual memory)이라는 곳에 저장된다. 우리의 정신은 아주 간단한 계산을 할 때도 시각 기억을 이용한다. 방금 만났던 사람의 얼굴을 비롯해, 지난번에 언제 만났는지 확인할 때도 시각 기억을 사용하는 것이다. 시각 기억이 없다면 우리가 본 것을 저장할 수 없고, 나중에 찾아볼 수도 없다. 컴퓨터 메모리가 얼마인지에 따라 저장 용량이 달라지듯이 시각 기억의 용량은 학문적 성취, 유동적 지능(fluid intelligence : 새로운 문제를 해결하는 능력), 일반적 이해 능력 등 여러 가지 수준 높은 인지 능력에 영향을 미친다.

시각 기억이 어떻게 이들 정신 활동을 제한하거나 가능하게 하는지 이해하는 것은 여러 가지 이유에서 매우 유용하다. 오랫동안 이런 중대한 질문을 둘러싸고 많은 논란이 있었지만, 이제야 겨우 답이 나오기 시작했다.

저녁에 무엇을 먹었는지 등의 기억은 시각 단기 기억에 저장된다. 그중에서도 '시각 작업 기억(visual working memory)'이라는 일종의 단기 기억에 저장된다. 시각 작업 기억은 정신이 다른 일을 할 때 시각적 영상이 임시로 저장되는 곳이며, 잠시 글을 썼다 지우는 칠판 같은 공간이다. 강의 노트를 노트에 옮겨 적는 것처럼 잠시 기억해야 할 일이 있을 때 시각 작업 기억의 도움을 받는다.

문제는 이런 기억이 언제 지워지느냐다. 그리고 기억이 지워지고 난 후에는 본래 무엇이 기억되어 있었는지 알아낼 수 있을까? 아니면 전혀 아무런 흔적도 남아 있지 않을까? 시각적 단기 기억이 점진적으로 사라지는 것이라면 이들 기억의 흔적을 계속해서 불러올 수 있을 것이다. 하지만 한 번에 사라지는 것이라면 무슨 수를 써도 기억을 불러올 수 없다.

캘리포니아대학 데이비스캠퍼스의 심리학자 웨이웨이 장(Weiwei Zhang)과 스티븐 럭(Steven Luck)은 이 문제에 대한 해결의 실마리를 잡았다. 이들은 실험 참가자에게 잠시 동안 컴퓨터 화면에서 세 가지 색상의 사각형을 보여주었다. 그리고 각각 1초나 4초나 10초 후에 사각형을 다시 보여주되, 이번에는 색깔 없이 흰 바탕에 검은색 사각형만 보여주었다. 참가자에게는 간단한 임무가 주어졌다. 어느 사각형인지 미리 알려주지 않은 채, 특정 사각형의 색깔을 기억하는 것이었다.

웨이웨이 장과 스티븐 럭은 요구 사항을 점차 늘려가면서(이를테면 사각형을 보여주는 시간을 1초나 4초나 10초로 늘려가면서) 시각 작업 기억이 어떻게 반응하는지 측정하면 시스템 작동 방식을 밝혀낼 수 있다고 가정했다.

단기 시각 기억이 점진적으로 희미해진다면, 그러니까 칠판에 쓴 내용이 점진적으로 지워진다면 시간이 흐른 뒤에도 사각형의 원래 색깔을 맞히지 못하는 경우가 그리 많지 않아 참가자들이 색깔을 기억하는 정확도는 여전히 높을 것이다. 하지만 이들 기억이 한 번에 지워진다면, 그러니까 칠판이 깨끗하게 지워지기 전까지 내용이 그대로 남아 있다면 참가자들의 대답은 아주 정확할 것이고, 시간이 많이 흘렀다면 무작위로 추측한 결과가 나올 것이다.

어떤 결과가 나타났을까? 참가자들은 색깔을 정확히 아는 사람과 추측에만 의존하는 사람으로 나뉘었다. 다시 말해, 사각형의 색깔을 아주 높은 정확도로 기억하거나, 혹은 전혀 기억하지 못했다. 기억은 마치 컴퓨터 파일 같았다. 시간이 흘러도 문서 파일의 글자가 없어지거나 사진 파일이 변색되진 않는다. 사용자가 휴지통으로 보내 삭제하지 않으면 계속해서 존재한다.

하지만 이러한 사실이 모든 기억에 해당하는 것은 아님이 밝혀졌다. MIT와 하버드대학 연구원들은 최근 발표한 논문에서, 기억이 충분히 긴 시간 동안 사라지지 않고 '시각 장기 기억'이라는 곳에 저장되면 한 번에 사라지는 일은 일어나지 않는다고 밝혔다. 탈리아 콘클(Talia Konkle)을 비롯한 연구진은 실험 참가자들에게 서로 다른 장면, 이를테면 파도, 골프장, 놀이공원 등의 모습이 담긴 사진 3,000장을 연속적으로 보여주었다. 그런 다음 사진 200쌍(앞서 보여주었던 사진 1장과 새로운 사진 1장)을 보여주고 그중에서 앞서 보았던 사진을 선택하게 했다.

참가자들은 이미 보았던 사진과 새로운 사진을 놀라울 정도로 정확하게

(96퍼센트) 구별했다. 달리 말해 참가자들은 거의 완벽하게 사진 3,000장을 구별해냈다.

하지만 참가자들이 이처럼 정확성을 보인 것은 미리 보여준 사진과 새로운 사진이 서로 다른 장소(예를 들면 골프장과 놀이공원)를 찍은 것일 때뿐이었다. 심리학자들은 이런 기억이 실제로 얼마나 상세한지 시험하려고 동일한 유형의 사진(예를 들면 놀이공원 모습을 담은 서로 다른 사진 2장)을 보여주었을 때 보이는 반응도 분석했다. 동일한 유형의 사진은 다른 장소에서 찍은 사진보다 차이가 크지 않아서 이들처럼 비슷한 사진을 구별해내려면 세세한 부분까지 기억해야 했다.

예상대로 참가자들은 동일한 유형의 사진을 잘 구별하지는 못했지만, 84퍼센트가 성공했으니 성적이 그리 나쁘지는 않은 편이었다. 사실 처음에 보여주는 영상의 수를 늘려 더 많은 영상을 기억하게 했을 때도 참가자들은 여전히 미리 보여준 사진과 새로운 사진을 잘 구별해냈으며, 성공률이 조금 하락했을 뿐이었다. 어쨌든 조금이라도 기억력이 감소한다는 사실은 우리의 기억이 아주 상세한 부분까지 기억하기는 해도 그것이 사진처럼 기억한다는 말은 아니라는 뜻이다.

이들 두 실험은 하나의 역설을 제시한다. 그토록 많은 사진을 상세하게 기억하면서도, 몇 장 되지 않는 사진을 몇 초 후에 기억하지 못하는 이유는 무엇일까? 어떤 사진이 장기 기억, 혹은 단기 기억에 저장되는 이유는 무엇 때문일까?

　최근 하버드와 MIT의 연구원들은 사진에 얼마나 많은 의미가 담겨 있는지(사진에 담긴 내용이 기존 지식과 연관성이 있는지)가 결정적인 요소라고 주장했다. 웨이웨이 장과 스티븐 럭의 실험에서는 무의미하고 무관한 색깔을 기억해야 하므로, 기존의 저장된 지식과는 아무런 연관성이 생기지 않는다. 마치 노트에 옮겨 적기 전에 칠판을 깨끗이 지우는 것과 같다. 콘클 등의 실험에서는 이미 유의미한 배경지식이 있는 사진을 보여준다. 이를테면 사진에 나오는 롤러코스터가 지면에 놓여 있다는 사실을 우리는 알고 있다. 이런 사전지식에 따라 사진이 저장되는 방식도 바뀐다. 몇천 장의 사진이 칠판 위 단기 기억에서 은행 금고 같은 장기 기억으로 전송되어 놀랄 만큼 상세하게 저장되는 것이다.

　이들 두 실험은 기억이 모두 동등하게 사라지지 않는 이유를 제시한다. 실제로 어떤 기억들은 전혀 사라질 기미가 보이지 않는다. 이 사실은 우리가 어떤 것은 도무지 기억할 가망이 없지만, 어떤 것은 놀랍도록 잘 기억하는 이유를 설명해주는지도 모른다.

1-2 무언가를 기억하는 이유는 무엇일까?

크리스토프 코흐

인지 신경과학 분야를 대표하는 발견 가운데 하나는, 뇌 깊숙한 곳에 있는 해마(hippocampus)라는 기관이 기억 형성과 직접적 관련이 있다는 사실이었다. 이 사실은 단 한 명의 환자 덕분에 극적으로 밝혀졌다. 그 환자는 헨리 몰레이슨(Henry Molaison)으로 심한 간질 발작을 앓고 있었다. 1953년 몰레이슨이 27세였을 때 의사들은 해마를 비롯해 해마 가까이에 있는 뇌의 양쪽 부분을 제거했다. 이 수술로 간질의 악화는 막을 수 있었지만 그 대가로 몰레이슨은 그 후 자신에게 일어나는 일을 기억하지 못하게 되었다. 몰레이슨은, 이를테면 '거울 문자(mirror writing)* 쓰기' 같은 기술

*거울에 비친 문자의 모습. 을 습득할 수는 있었지만, 자신에게 그런 기술이

있는 걸 알게 되면 깜짝 놀랐다. 그런 기술을 익혔던 사실을 기억하지 못하기 때문이었다.

H. M.(사생활 보호 때문에 평생 동안 이런 이름으로 불렸다) 덕분에 과학자들은 세 가지 사실을 알 수 있었다. 첫째, 뇌의 일부 영역(해마와 뇌의 감정센터인 편도체amygdala)이 기억을 전담한다. 둘째, 기억에는 여러 가지 유형(사실이나 개인적 경험을 회상하는 능력, 자전거 타기처럼 육체적 능력 등)이 있고, 이들은 각자 고유한 특징이 있다. 셋째, 기억은 뇌의 지적 능력이나 지각 능력과는 뚜렷이 구별된다.

50년 후 이러한 판단은 생쥐, 쥐, 원숭이를 대상으로 한 실험과 임상 관찰로 힘을 얻는다. 그 알맞은 사례로 일과성완전기억상실(transient global amnesia)이 있다. 일과성완전기억상실은 알 수 없는 이유로 기억이 사라지는 희귀한 병으로, 대개 스트레스를 받았을 때 발생한다. 이 병에 걸린 환자는 이름처럼 깊이 각인되지 않은 것이라면 갑작스레 자신이 경험한 일이나 사실을 전혀 기억하지 못한다. 또한 새로운 기억도 생성하지 못한다. 운동 능력이나 감각 기능, 판단, 지적 능력, 의식에는 손상이 없다. 이는 일과성완전기억상실이란 이름에서 알 수 있듯 일시적인 것으로, 이십사 시간 이내에 사라지며 장기적으로 영향을 미치는 경우는 거의 없다. 하지만 발병 후 하루나 이틀 안에 고해상도 촬영을 하면 해마의 특정 부위에 작은 손상이 나타난다.

해마의 핵심 역할이 밝혀지자, 이런 의문이 생겼다. 왜 특정한 어떤 것만 기억에 남을까? 하루 동안 접하는 수많은 일 중에서 왜 어떤 것은 기억이 나고 어떤 것은 물거품처럼 사라질까? 과학자들에 따르면, 사람이 무엇을 기억하느냐에는 여러 가지 요소가 영향을 미친다. 집중의 정도와 새롭고 흥미로운 일인지 여부, 정서적 경험 등이다. 캘리포니아공과대학 하워드휴스의학연구소의 신경과학자 율리 루티스하우저(Ueli Rutishauser)가 이끄는 연구팀은 사람들이 새로운 정보를 받아들이고 기억하는 동안 해마의 세포가 무슨 일을 하는지 조사해서 개별 뇌세포의 활동을 시간 순서대로 기록했다. 이들이 발견한 내용은 비록 활동전위(action potential)와* 전기 주파수 등 기술 용어로 발표되었지만,《잃어버

*조직이나 세포가 활동할 때 일어나는 전압 변화.

린 시간을 찾아서(À la recherche du temps perdu)》에* 나오는 마르셀 프루스

*기억의 환기에 의해 의식의
흐름을 조명한 장편소설.

트(Marcel Proust, 1871~1922)의 미스터리에 대해 흥미로운 통찰을 제공한다.

머리카락보다 가는 전극

H. M. 시절처럼 파급력이 크지는 않지만, 간질 치료는 여전히 신경과학에 특별한 통찰을 준다. 의사들은 어디서 발작이 시작되었는지 찾아내려고 때로는 연관된 뇌 부위에 머리카락보다 가는 전극을 심기도 한다. 그리고 며칠 동안 병원에서 환자가 대화하고, TV를 시청하고, 돌아다니고, 자는 동안 발생하는 전기 신호를 관찰한다.

루티스하우저 연구팀은 자신들의 기억 실험에 의학계에서 사용하는 이런 방법을 이용했다. 전극을 심어 관찰 중인 간질 환자 아홉 명에게 인간, 동물을 비롯해 일상에서 볼 수 있는 자동차 등의 물건의 모습이 담긴 슬라이드 100장을 보여주었다. 환자들은 1초 후 다음 그림이 나오기까지 최선을 다해 기억했다. 그런 다음 100장의 사진을 각각 1초씩 보여주며 얼마나 기억하는지 테스트했다. 100장의 사진 가운데 절반은 새로운 사진이었고, 나머지 절반은 처음 슬라이드에 있던 사진이었는데 환자들이 이미 본 사진을 구별해내는지 살펴본 것이다. 슬라이드를 두 번 보여주는 동안, 연구팀은 해마와 편도체에 초소형 전극을 삽입해 전기적 활동을 기록했다.

이 기법에서 사용하는 전기장에는 다양한 리듬이 있다. 델타파(1초에 1~4회

주기로 천천히 나타나는 뇌파)는 깊은 수면을 나타낸다. 베타파는 1초에 12~30회 주기로 나타나며, 뇌가 무언가에 집중해서 활발히 활동할 때 두드러진다.

중간 정도 빠르기인 세타파는 1초에 3~10회 주기다(필자가 산가브리엘 산의 가파른 오솔길을 달릴 때 심박동수는 1분에 160회로, 1초당 2.6회로 나타났다). 세타파는 길을 찾거나 새로운 것을 바라볼 때, 달리 말하면 학습을 할 때 특히 강하게 나타났다. 이전의 실험은 학습할 때 이렇게 진동이 강하게, 자주 일어나면 새로운 것을 더 잘 기억한다는 결과를 보여주었다.

따라서 루티스하우저 팀이, 환자들이 사진을 기억할 때 세타파를 주로 관찰한 것은 놀라운 일이 아니다. 하지만 그들은 더 중요한 사실을 발견했다. 과학자들은 고감도 전자 기기와 정교한 소프트웨어를 이용해, 개별 뉴런이 스파이크라고 불리는 신호를 이용해 서로 정보를 전달할 때 들리는 희미한 소리를 감지할 수 있었다.

루티스하우저 팀은 해마와 편도체에서 뉴런 305개의 활동을 기록했다. 그들은 실험 대상자가 예측하지 못한 사진을 보았을 때 발생한 스파이크 수의 합으로 환자가 기억을 했는지, 못 했는지 예측하지는 못했다(평균적으로, 참가자들은 처음 보여준 사진 3장 중 2장을 알아보았다). 하지만 과학자들은 세포의 5분의 1 정도는 성공적으로 기억할 수 있는 무언가를 찾아냈다.

리듬에 몸을 맡기고

신경 세포는 보통 똑같은 방식으로 작동하지는 않는다. 대부분 일정 수준 이상 자극을 받을 때마다 불규칙하게 신호를 내보낸다. 하지만 캘리포니아대학 연구팀은 뉴런들이 때로 고도의 조화된 모습을 보여준다는 사실과, 이러한 동시적 상호작용이 사람들이 기억을 이어나가는 데 도움을 준다는 것을 발견했다. 자유형 수영선수를 생각해보자. 수영선수는 규칙적으로 머리를 옆으로 돌려 수면과 상박, 하박이 만들어내는 삼각형 안에서 호흡을 한다. 만일 보통 때와는 다르게 팔을 내저을 때 호흡을 한다면 대개 물을 마시거나 리듬을 잃고 말 것이다. 기억을 형성하는 뉴런 역시 마찬가지다.

연구팀이 학습 단계에서 화면에 사진을 보여줄 때 해마와 편도체에서 뉴런의 스파이크가 세타파에 맞춰 발생하면 환자들은 더욱더 사진을 잘 기억하고 자신의 기억력에 대해서도 자신감을 가졌다. 보았던 사진을 나중에 기억하지 못하는 경우에는 기억을 저장하는 뉴런들의 조화와 전체적 두뇌 활동이 훨씬 감소했다.

이 연구는 집중력과 새로움, 정서적 영향력 외에 다른 요인이 있다는 것을 밝혀냈다. 바로 타이밍이었다. 뉴런은 새로운 사진이나 경험을 하게 되면 늘 스파이크를 생성한다. 하지만 스파이크가 우연히 세타파와 일치하면, 이런 조직적인 전기적 움직임이 두뇌의 시냅스(synapse)를 변화시키고, 뉴런 사이의 특화된 분자 기계인 시냅스는 기억을 생성한다.

이러한 섬세한 발견은 기억의 메커니즘을 해독하는 데 도움을 준다. 어떻게 1.5킬로그램의 끈적끈적한 조직 세포인 뇌가 무수한 표정과 기억, 지식을 몇십 년 동안 지니고 있을까?

1-3 잘못 알려진 기억에 대한 네 가지 사실

캐서린 하먼

인간의 기억이 완벽하지 않다는 것은 이미 알려진 사실이다. 우리는 커다란 사물을 보지 못한 채 지나치고, 사소한 것은 잊어버리고, 여러 가지 사건을 한데 뒤섞는다. 수많은 사람에게 농구 시합 동영상을 보여준 한 유명한 실험에서는 고릴라 복장을 한 사람이 화면 한가운데를 그대로 지나가는데도 사람들이 알아채지 못했다고 한다.

그렇다면 법정에서 목격자의 증언이 타당하다고 여기는 이유는 무엇일까? 전미 지역 성인 1,500명을 대상으로 한 설문 조사에서 많은 사람이 기억(그리고 망각)에 대해 그릇된 생각을 하는 것으로 나타났다.

다음은 기억에 관해 널리 퍼져 있는 그릇된 네 가지 가정이다. 일부 설문 조사 응답자들에게서 나타나기도 하는데, 전문가들은 이러한 가정은 사라져야 한다고 말한다.

1. 기억은 비디오카메라처럼 작동한다. 우리 주변을 촬영해 머릿속 테이프에 저장해서 나중에 다시 찾아볼 수 있다.

무작위 전화 설문 조사에서 응답자 거의 3분의 2(63퍼센트)에 해당하는 사람들이 이렇게 수동적으로 기록하는 기억 모델에 동의한다고 응답했다. 이 개념은 설문 조사를 실시했던 연구팀이 논문으로 작성해 과학 저널《플로

스원(PLoS ONE)》에서 발표했던, 기억이 '목적과 기대감'에 바탕을 둔다는 연구 결과에 어긋난다. 그리고 심리학 교수들인 일리노이대학의 다니엘 시몬스(Daniel Simons)와 유니언신학대학 크리스토퍼 차브리스(Christopher Chabris)가 자신들의 가정과 신념을 바탕으로 수립해 이미 널리 확립된 개념인 "기억을 떠올리는 행위는 기억을 구축하는 과정"이라는 사실을 부인하는 것이기도 하다.

2. 사람들이 다른 데 눈이 팔려 있어도 예상치 못한 등장은 쉽게 눈에 띈다.

4분의 3이상(77.5퍼센트)이 그럴 것이라 생각했다. 단언컨대 그들은 '고릴라 복장 연구'에 대해 들어보지 못한 사람들이다. 이 연구를 비롯해 여러 연구에서 예상치 못한 (혹은 말도 안 될 정도로 엉뚱한) 세세한 부분의 차이는 흔히 인지하지 못하며, 따라서 기억이 생성되지도 않는다는 사실이 밝혀졌다. 누군가는 더 많은 사람들이 커다란 유인원 복장을 입었으면 알아챌 수 있다고 잘못된 확신을 할지도 모르지만, 이러한 가정은 법률 시스템과 목격자의 증언에 중대한 영향을 미칠 수 있다. "배심원과 변호사가 용의자가 어떤 사건을 '인지했음이 분명하다'고 믿는다면, 모른다는 증언을 고의적으로 속이려는 의도 때문이라고 여기는 경우가 많다"고 시몬스와 차브리스는 주장했다.

3. 최면이 기억력을 향상시킬 수 있다. 특히 범죄 사건과 관련해 자세한 기억이 필요한 목격자에게 도움을 줄 수 있다.

전문가 대다수는 이 말에 동의하지 않지만, 일반인을 대상으로 한 설문 조사에서는 절반 이상(55.4퍼센트)이 틀림없는 사실이라고 생각했다. 이미 법정에서는 최면을 이용해 수집한 증언은 받아들이지 않는다. 그리고 최면 상태의 사람(최면 상태가 아닌 사람까지도)은 대개 일어나지 않았던 일을 '기억'하라는 요구를 따른다는 연구 결과가 많이 있다.

4. 기억상실증 환자는 보통 자신의 정체성이나 이름을 기억하지 못한다.

TV 드라마 때문에 잘못 알 수도 있겠지만, 흔히 접하는 기억상실은 대개 장기 기억을 새롭게 생성하지 못하게 방해하는 것으로, 주로 뇌 손상이 원인이다. 학자들은 영화 〈메멘토(Memento)〉가 *
기억상실증을 무리 없이 잘 묘사했다고 말한다. 하지만 대부분 "기억상실을 훨씬 희귀한

*크리스토퍼 놀란(Christopher Nolan) 감독 제작(2000년).

증상으로 묘사한다. 자신이 누구인지 기억하지 못하고, 갑작스레 가정과 직장에서 떠난다"고 지적했다. 아마도 TV나 영화가 이런 기억상실에 대한 무지를 널리 조장하고, 82.7퍼센트라는 터무니없이 많은 응답자가 기억상실에 대해 이처럼 (잘못된) 견해를 가지게 된 것 같다.

또한 설문 조사 응답자 절반에 가까운 사람들(47.6퍼센트)이 한번 생성된

기억은 영원하다고 말했다. 학자들은 이 역시 사실과 다르다고 말한다. "변화한다는 것을 느끼지 못하더라도 인간의 기억은 변화할 수 있습니다"라고 시몬스 교수는 말한다.

이런 식으로 사람들 3분의 1이상(37.1퍼센트)이 '자신감 넘치는' 증인의 증언은 유죄판결을 위해 적합한 것이라고 생각했다. 하지만 훗날 DNA 검사를 통해 무죄가 밝혀진 피고인 다수는 애초에 목격자의 잘못된 신원 파악 때문에 유죄를 선고받았다. 연구원들이 논문에서 지적하듯, 어떤 사건에 대한 기억에 자신감을 갖는 것은 실제 정확도를 예측하는 좋은 수단이지만, "개인들의 자신감과 정확도는 별 관계가 없다. 사람마다 자신감을 표현하는 기준이 모두 다른 것 또한 그 원인이다."

여기서 얻을 수 있는 교훈이 어떻게든 신뢰감을 얻으려 애쓰는 어떤 집단에 면죄부를 줄지도 모른다. 바로 정치인들이다. "이러한 그릇된 확신은, 왜 그렇게 많은 사람이 사실상 기억을 못하는 것뿐인 정치인이 거짓말을 한다고 믿는지 그 이유를 말해줍니다." 차브리스 교수의 말이다. 물론, 기억이 불완전하다는 사실만으로는 속이려는 의도가 없다고 판단하지는 못한다.

이 결과에서 우리가 기억할 점이 하나 있다면, "사람들은 자신의 기억이 실제보다 더 정확하고, 완전하며, 선명하다고 생각한다는 것입니다." 시몬스 교수의 말이다.

이건 꼭 기억해야 합니다…, 그러지 않으면 안 되니까

게리 스틱스

2006년 캘리포니아대학 어바인캠퍼스의 연구원들은 몇십 년 전 어느 날 자신이 무엇을 했는지 정확히 기억할 수 있는 질 프라이스(Jill Price)라는 한 여성에 대해 보고했다. 제임스 맥거프(James McGaugh), 래리 카힐(Larry Cahill), 엘리자베스 파커(Elizabeth Parker) 등은 이 여성을 대상으로 수없이 많은 테스트를 한 끝에 질 프라이스가 기억할 때 오래도록 사용되어왔던 기억술의 다양한 기법들을 전혀 이용하지 않는다는 것을 확신할 수 있었다.

소문이 퍼지고 언론에서 소개되자, 자신에게도 프라이스 같은 능력이 있다는 사람들이 날마다 실험실로 전화를 했다. 몇백 명을 인터뷰한 끝에 그중 22명에게는 먼 과거에 일어난 일도 상세하게 기억할 수 있는 최상위 자전적 기억력(highly superior autobiographical memory, 이하 HSAM으로 표기)이 있음을 알아냈다.

이런 연구에서 잊히지 않고 등장하는 질문이 있다. 20년 전 일은커녕 어제 먹었던 점심 메뉴도 기억하지 못하는 사람의 뇌는 이들과 다를까 하는 것이다. 2011년 신경과학 연례 학회에서 어바인캠퍼스 연구원들이 발표한 예비 연구 결과에서는 실제로 뇌의 구조가 다를 수도 있다고 가정했다. 실험 참가자 11명을 대상으로 한 MRI 조사 결과, 이들은 자전적 기억과 관련된 측두엽과 두정엽의 여러 부위가 비교 집단보다 상당히 큰 것으로 밝혀졌다. 아울러 강박 장애와 관련이 있는 또 다른 부위인 렌즈핵도 컸다. 실험 참가자 중에는 실제로 물건을 버리지 못하거나 세균을 두려워하는 경향을 보인 사람들이 일부 있었지만, 이들 중 강박 장애로 진단을 받은 사람은 없었다.

보스턴대학 교수이자, 학술 잡지《해마(Hippocampus)》의 편집인이기도 한 하워드 아이헨바움(Howard Eichenbaum)은 말한다. "인간의 신체기관에 기억을 극대화하는 일종의 기억술 같은 엄청난 능력이 있는 듯합니다. 하지만 뇌는, 이를테면 레이더망을 피해 그런 일을 합니다. 이 과정은 반드시 해마와 상호작용해야 합니다. 해마가 이 같은 자전적 기억을 가지고 있을뿐더러, 기억술에서 단어를 규칙에 따라 정리하듯 기억 정리를 도와주거든요."

자전적 기억력이 뛰어나다고 해서 '천재'라고 할 수는 없다. 그들은 다른 분야에서 뛰어난 이해력을 보이거나 노벨상 수상자들을 자신과 비슷한 부류(그중 둘만 예로 들면 여배우 메릴루 헤너와 어느 라디오 리포터가 있다)로 여기지 않는다. 그들은 타고난 도박사도 아니고, 비교 집단보다 단기 기억 능력(예를 들면 연속된 숫자를 암기하는 능력)이 뛰어나지도 않다.

자전적 기억을 방대하게 저장할 수 있는 능력은 보기보다 장점을 찾기가 어렵다. HSAM 사람들은 대부분 자신의 특별한 능력을 좋아하지만, 일상에서 어떻게 사용해야 할지 고민한다. "우리에게 전화하는 사람들이 가장 많이 하는 질문은 자신들의 기억력으로 무엇을 할 수 있는가입니다." 카힐 연구실의 대학원생 오로라 레포트(Aurora Leport)는 말한다. 전화를 걸어오는 사람들은 자신의 능력을 '긍정적으로' 이용하는 방법이나 단순히 자신의 능력을 이용해 돈을 벌 방법을 알고 싶어 한다. "정말 어떻게 답할지 모르겠어요. 그들이 자신의 능력을 제대로 사용하지 못한다는 건 충격이었어요. 그 능력은 초능력이 아니에요. 놀라운 일을 하게 해주는 열쇠가 아닙니다."

비상한 기억력은 과도한 부담, 정보 과부하의 극치가 될 수도 있다. 이는 유명한 심리학자 알렉산더 루리야(Alexander Luria, 1902~1977)가 《기억술사의 마음(The Mind of a Mnemonist)》에서* 소개한 솔로몬 셰라셰프스키(Solomon Shereshevsky)의 사례에서 볼 수 있다. 셰라셰프스키의 사진 기억은

*국내에는 '모든 것을 기억하는 남자'라는 제목으로 출간되었다.

텍스트나 이미지의 아주 세부적인 부분까지 포착해 간직한다. 마치 전화번호부를 외우는 것과 같다. 반대로 HSAM은 15년간의 인생을 마치 어제 일어난 일처럼 기억하게 하지만, 상세하게는 아니다. 1989년 2월 15일 아침 시리얼을 먹은 사실은 기억할 수도 있지만, 시리얼 상자에 적힌 성분표는 기억하지 못한다.

뛰어난 기억력을 가진 사람들은, 정서적으로 안정되어 있다 해도 자신의 기억이 너무 뚜렷해서 경험하는 10년, 20년, 30년 전의 나쁜 기억과 타협할 방법을 끊임없이 찾아야 한다. 레포트는 말한다. "그들에게 나쁜 기억에 대해 질문하면, 그것이 보통 기억과 마찬가지로 상세하지만 당시의 정서적 고통 역시 똑같이 찾아오므로 그 대처법을 찾아야 한다고 말합니다."

HSAM의 발견은 연구원들에게 새로운 방향을 제시했다. H. M.으로 더 잘 알려진 환자 헨리 몰레이슨이 장기 기억을 새로이 생성하지 못한 이유는 해

마가 있는 측두엽 내부에 입은 외과적 손상 때문이었다. 하지만 그의 사례 덕분에 우리는 기억이 어떻게 작동하는지 깊게 이해할 수 있었다. 뛰어난 자전적 기억은 신경과학자에게 이론적으로 정반대편에서 바라볼 수 있는 통찰을 제공한다. 레포트는 말한다. "고차원적 일을 할 때의 기억을 관찰할 수 있는 새로운 도구가 우리에게 생겼습니다." 이들 연구는 어쩌면 생각과 감정에 압도되지 않도록 기억과 망각을 조절하는 행동에 대해 새로운 인식을 제공하는지도 모르겠다.

1-5 기억을 이야기하다 :
노벨상 수상자 에릭 캔들과의 대화

스티브 아얀

지난 50년 동안 노벨상 수상자 에릭 캔들(Eric Kandel)은 원시 바다달팽이 군소(Aplysia)를 연구해 기억의 기본적 메커니즘을 이해하는 데 큰 도움을 주었다. 처음에는 역사와 문학을 공부하다가 정신과 의사가 된 오스트리아 빈 출신 에릭 캔들은 컬럼비아대학 교수이자 하워드휴스의학연구소 연구원이며, 금세기 뇌 연구에 있어 최고의 대가다.

사이언티픽 아메리칸 마인드(이하 마인드로 표기) 인문학과 자연과학은 서로 독립적 영역일까요? 아니면 서로 통합될 수 있는 영역일까요?
캔들 저는 통합될 수 있다고 생각합니다. 그리고 정신생물학이 둘 사이의 다리가 될 수 있다고 생각합니다. 하지만 불행하게도 요즘 사람들은 학문적 배경이 다르면 서로 만나서 대화를 나누는 경우가 많지 않아요. 늘 그런 건 아니었지요. 예를 들면 19세기 말 빈에서는, 무의식의 비밀을 파헤치는 프로젝트에 과학자와 미술가, 작가 들이 동등하게 참여했습니다. 작가이자 의사였던 아르투어 슈니츨러(Arthur Schnitzler), 화가 구스타프 클림트(Gustav Klimt)와 에곤 쉴레(Egon Schiele), 미술가이자 시인, 극작가였던 오스카 코코슈카(Oskar Kokoschka) 등은 과학자나 기타 지식인, 문단의 학자들과 생각을 나누었죠.

마인드 지그문트 프로이트(Sigmund Freud)가 과학자라고 생각하시나요?

캔들 프로이트의 목표는 분명히 과학적이었습니다만 방법론은 그렇지 않았죠. 프로이트는 1894년까지 정신과 관련한 신체기관을 신경생물학적으로 바라보는 견해를 발전시키려고 했죠. 하지만 당시 지식의 한계 때문에 결국 포기하고 말았습니다. 프로이트는 꽤 체계적 방법으로 연구를 계속했지만, 프로이트의 아이디어에는 실증적 토대가 없었습니다. 하지만 제가 보기에 정신분석학과 관련된 문제는 프로이트의 뒤를 잇는 사람들에게 있었습니다. 프로이트의 추종자들은 최소한 일부라도 프로이트의 가정을 실증적 방법론을 사용해 증명해야 했습니다. 그 대신 그들은 프로이트를 마치 도인처럼 대했습니다. 그럼에도 우리는 프로이트의 개념에서 많은 도움을 받았습니다. 이를테면 프로이트는 정신병과 정신 건강의 간극을 메꾸었습니다. 둘 다 무의식적 메커니즘은 똑같다고 본 것이죠.

마인드 우리는 왜 무의식에 흥미를 느끼는 걸까요?

캔들 우리 행동의 80, 90퍼센트가 무의식에서 비롯되었으니까요. 우리는 제대로 문법을 지켜서 말하지만, 사실 의식적으로 문법을 지키려고 하지는 않습니다. 그리고 실제로 무슨 일을 하는지도 모르면서 행동하는 경우가 많아요. 무의식을 이해하려는 욕구는 대부분 우리의 행동을 지배하는 무언가가 있으리란 섬뜩한 느낌에서 비롯됩니다.

마인드 무의식 과정에 대한 현대적 이해는 프로이트와 어떻게 다릅니까?
캔들 프로이트는 먼저 기본적 원동력을 하나 제의했습니다. 리비도(libido)
지요. 그 후 1차 세계대전의 공포를 경험하고 나서 '죽음 충동'인 타나토스
(Thanatos)를 추가했습니다. 이들은 뇌 연구가 제대로 다루지 못하는 아주
방대한 분야입니다. 하지만 프로이트는 통합된 무의식이 있다고 생각하지
않았죠. 대신 프로이트는 서로 다른 형태의 위상학(topology)을 도입합니
다. 운동과 지각 능력에 관한 내포 무의식(explicit unconscious), 우리가 곧
바로 알아채지 못하는 물질로 채워진 전의식(preconscious), 본능적 충동이
억압되는 동적 무의식(dynamic unconscious)이 바로 그것입니다. 현대적 신
경영상 기법을 이용해 마침내 의식 혹은 다양한 형태의 무의식 처리 과정
에서 뇌가 무엇을 하는지 발견하게 되었습니다.

마인드 우리는 기억이 일종의 도서관과 같아서 사건과 사실에 대한 기록을
보관하고 있기에 필요할 때 찾아볼 수 있다고 생각합니다. 이런 은유가 정
확한가요?
캔들 아닙니다. 기억은 그와는 전혀 다릅니다. 인간 기억은 언제나 새롭게
나타납니다. 무언가를 기억할 때마다 조금씩 달라지죠. 기억하는 순간 자신
이 처한 상황에 어느 정도 영향을 받습니다. 뇌의 저장소는 문서처럼 정확
하지 않습니다. 과거에 일어났던 사건의 영상, 그림, 감정, 말, 사실과 허구
등 수많은 측면이 뒤섞여 있습니다. 진정한 의미의 기억(re-collection)이라

＊recollection은 '재수집'이라
는 의미로도 쓰인다. 고도＊ 할 수 있겠네요.

마인드 개인으로서의 정체성과 기억이 분자와 뉴런의 움직임으로 이루어
진다는 생각을 잘 받아들이는 편이신가요?

캔들 네, 그렇게 생각합니다. 어떤 사람들은 정신세계 이면의 생물학적 메
커니즘을 알아내면 뇌의 신비가 없어진다고 생각합니다. 제가 보기엔 전혀
그럴 것 같지 않습니다. 오스트리아의 표현주의 미술가 코코슈카가 물감을
손가락으로 어떻게 긁는지 알아낸다고 해서 그의 미술에 흥미를 잃게 될까
요? 저는 그렇게 생각하지 않아요. 정신이나 육체도 마찬가지입니다. 심장
이 혈액을 혈관으로 보내는 근육 펌프라는 사실을 안다고 해서 심장이 덜
경이로워지는 것은 아니니까요.

마인드 뇌 연구 기법이 일상생활에도 널리 사용되리라 보십니까? 법정에서
용의자의 뇌나 입사 지원자의 뇌를 검사하는 날이 올까요?

캔들 그런 일은 민주주의 사회라면 허용해서는 안 됩니다. DNA나 지문 등
유사한 생물학적 정보에 대해서도 마찬가지입니다. 정부는 그런 정보에 대
한 권리가 없습니다. 하지만 그렇다고 해서 정신과 두뇌를 연구하는 강력
한 방법론을 개발하지 못하게 해서는 안 됩니다. 모든 것은 오용될 여지가
있습니다. 오용되지 못하게 하는 것이 사회가 할 일입니다.

마인드 두뇌 향상은 어떻게 생각하십니까? 매우 친숙한 분야일 텐데요.

캔들 그렇습니다. 기억력 향상을 위한 약품을 개발하는 회사의 창업을 도왔지요. 그 당시 많은 회사가 기억력을 향상시키는 약품을 개발하려고 했지만, 효율성이나 안정성 모두 증명되지 않았습니다. 인지력 향상은, 이를테면 나이가 들어 학습 능력과 기억력에 문제가 생긴 사람들에게 도움이 될 겁니다. 하지만 저라면, 손자들에게 그런 약을 추천하지는 않을 겁니다. 두뇌의 능력을 향상시키는 데는 더 좋은 방법이 많이 있습니다. 바로 공부입니다!

마인드 두뇌 연구가 우리의 문화 그리고 자신에 대해 생각하는 방법에 변화를 가져올까요?

캔들 시간은 걸리겠지만 분명히 변화가 있을 겁니다. 모든 정신적 활동이 두뇌에서 비롯한다는 사실이 상식이 되었듯, 변화가 생겨나기 시작했습니다. 대다수 사람들이 더는 정신과 뇌를 구분하는 이원론자가 아니라는 사실만 해도 중대한 문화적 발전입니다.

마인드 마지막 질문입니다. 소원을 한 가지만 말한다면?

캔들 어떤 기억은 왜 영원히 잊히지 않는지 알고 싶습니다. 첫사랑의 경험은 왜 평생 동안 기억이 날까요? 신경과학자 카우식 시(Kausik Si)는 내 연구실에 박사후 과정 연구원으로 와서 나와 함께 CPEB 단백질을 발견했습니다. 이 단백질은 영원히 지속된다는 매우 흥미로운 특징이 있습니다. 기억이 어떻게 긴 시간 동안 유지되는지 실마리를 제공할 수도 있을 겁니다. 하지만 아직은 확실하지 않습니다.

2

기억의 해부

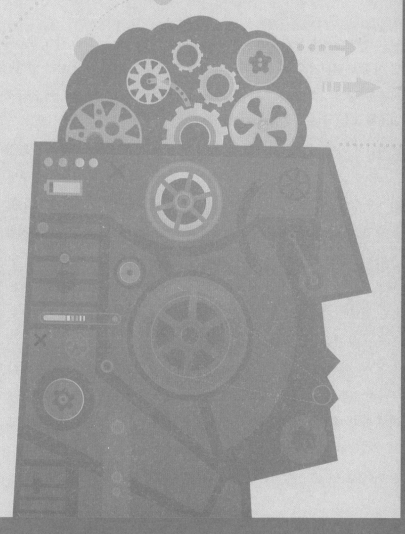

2-1 기억은 어떻게 저장되는가?

마이클 러그

뇌가 어떤 식으로 기억을 부호화해 저장하는지 이해하는 것은 가장 중요하지만 아직 해결되지 않은 신경과학의 대표적 난제다. 현재 가장 널리 인정받는 이론은 '장기 강화(long-term potentiation, LTP)'로 두 뉴런을 동시에 자극하면 지속적 신호 전달이 확립된다는 것이다.

사람이 어떤 사건을 기억할 때, 뉴런 두 개가 시냅스라는 작은 공간을 통해 정보를 전달한다. 이러한 화학적 대화는 복잡한 연쇄 반응을 일으키며, 주변 뉴런까지 끌어들여 결국 다양한 강도로 연결된 네트워크를 만들어낸다. 이후 이들이 연결된 형태, 즉 기억은 그 사건에 대한 뉴런의 연결망에 그대로 유지된다.

뇌에는 많은 부위에 시냅스가 있어서 강력한 연결 패턴을 만들어낼 수 있지만, 해마는 기억을 저장하는 장소로 유독 선호되는 영역이다. 이 영역은 새로운 정보를 학습하고, 공간 기억을 형성하며, 단기 기억을 장기 기억으로 저장하는 데 핵심적인 역할을 한다.

해마에서 생성된 기억이 특히 많은 이유는 무엇일까? 기억은 뇌의 여러 영역에서 입력된 내용을 통합하는데, 해마에는 뉴런이 여러 겹으로 빽빽하게 들어차 있기 때문이다. 아울러, 해마와 해마 주변에 손상이 생기면 심각하고 회복 불가능한 기억상실(새로운 기억을 저장하지 못하거나 옛 기억을 불러오지 못하는)이 생길 수 있다. 이러한 손상은 알츠하이머병 환자에게서 볼 수 있다.

2-2 단기 기억과 장기 기억

단기 기억이 장기 기억으로 전환하려면 시간이 흘러야 한다. 그래야 다른 자극이나 부상, 질병 등 방해 요인의 간섭에 저항력이 생긴다. 이렇게 우리의 경험이 기억에 영원히 자리 잡는 시간 의존적인 안정화 과정을 '강화(consolidation)'라고 부른다.

기억 강화는 다양한 수준의 뇌기관에서 일어날 수 있다. 세포 변화와 분자 변화는 보통 학습을 시작한 지 몇 분이나 몇 시간 이내에 나타나며, 결과적으로 뉴런(신경 세포)이나 뉴런 집단에는 구조적·기능적 변화가 생긴다. 개별 기억을 처리하는 뇌의 연결망이 재구성되는 시스템 차원의 강화가 일어날 수도 있지만, 이는 며칠이나 몇 년이 걸리는 훨씬 느린 속도로 진행된다.

기억은 경험의 단일한 측면만을 나타내기보다는 학습된 정보, 이를테면 미국 16대 대통령이 누구인지에 대한 지식, 지난 화요일 저녁에 먹었던 음식, 자동차 운전법 등 다양하게 학습된 정보를 포함한다. 기억 강화와 관련된 과정 그리고 뇌의 부위는 어떤 형태의 기억이 생성되는지에 따라 달라진다.

일반적 사실이나 특정 사건에 관련된 서술 기억(declarative memory)에 영향을 미치는 강화 과정에 관해 알아보자. 이러한 유형의 기억은 해마와 측두엽 부위의 영향을 받는다. 세포 수준에서 기억은 뉴런의 구조와 기능의 변화로 표현된다. 예를 들면 시냅스(세포들이 정보를 교환하는 세포 사이의 연결망)가 새로 생성되면 세포 사이의 새로운 연결망을 통해 통신이 가능해진다. 아니면, 기존 시냅스가 강해져 두 뉴런 사이에 전달되는 신호의 감도를 높일 수 있다.

그러한 시냅스의 변화를 강화하려면 해마에서 새로운 RNA와 단백질을 합성해야 한다. 해마에서는 시냅스의 일시적 변화를 시냅스 구조의 영구적 변화로 변형한다. 예를 들면 생쥐의 뇌에서 단백질 합성을 하지 못하게 해도 단기 기억이나 해마의 뉴런에서 새로이 학습된 공간을 기억하는 데는 영향을 미치지 않는다. 하지만 단백질 합성을 막으면 해마의 뉴런에서 공간을 나타내는 장기 기억 형성을 새로이 하지 못해 공간 기억 강화에 문제가 생긴다.

시간이 흐르면 개별적 서술 기억을 지원하는 뇌 시스템 역시 시스템 수준의 강화 과정을 거친 끝에 변화를 일으킨다. 처음에 해마는 새로운 기억을 생성하는 신피질(뇌의 가장 바깥층)에 분포된 감각 처리 영역과 협력한다. 신피질 내부에서 우리 삶의 사건을 구성하는 요소에 대한 묘사는 내용에 따라 다수의 뇌 영역에 분포되어 있다. 예를 들면 시각 정보는 후두엽에 있는 일차 시각 피질에서 처리하지만, 청각 정보는 뇌의 옆부분인 측두엽에 위치한 일차 청각 피질에서 처리한다.

기억이 처음 생성될 때, 해마는 이렇게 퍼져 있는 정보를 하나의 기억으로 연결해 감각 처리 영역의 표상을 가리키는 색인 역할을 한다. 시간이 흐르면서 세포와 분자의 변화로 신피질 영역 사이의 직접적 연결이 강화되고, 해마와 무관하게 사건의 기억에 접근할 수 있게 된다. 부상이나 퇴행성 장애(알츠하이머병 등)로 손상을 입으면 전향 기억상실(anterograde amnesia, 새로운 서술 기억을 생성하지 못하는 장애)이 생기는데, 이는 데이터가 강화되기 전에 신피질에 분포된 기억 정보를 해마가 더는 연결하지 못하기 때문이다. 흥미로운 점은, 그러한 붕괴가 생겨도 이미 강화된 사실이나 사건의 기억은 손상되지 않는다는 것이다. 따라서 해마에 손상을 입어 기억을 잃어버린 사람은 현 미국 대통령 후보의 이름은 기억하지 못하지만 16대 대통령이 누구인지는 기억할 것이다(아, 물론 그는 에이브러햄 링컨이다!).

기억 강화에 있어 수면의 역할은 1세기 로마의 수사학자 퀸틸리아누스(Marcus Fabius Quintilianus, 35? ~ 95?)의 오래된 질문에서 기원을 찾을 수 있다. 지난 10여 년 동안 수면과 기억의 상호작용을 이해하려는 수많은 연구가 있었지만 밝혀진 것은 거의 없다.

수면의 질이 강화된 환경에서 쥐가 자고 있을 때는 분자 수준에서 단백질 합성과 관련한 유전자 발현이 증가한다. 이는 수면에 의해 기억 강화가 향상되거나, 혹은 수면이 여기에 결정적 역할을 한다는 뜻이다. 더욱이 쥐가 공간학습을 할 때 수면 중 해마의 뉴런에서 활동 패턴이 되풀이되었다. 이는 학습이 수면 중에도 계속될지 모른다는 사실을 추가적으로 암시한다.

최근의 연구는 인간의 서술 기억 능력에 수면이 도움이 된다는 사실을 밝혀냈다. 이는 "하룻밤 자고 나서 결정하라"는 옛말이 신경학적 지식에 기초한다는 사실을 말해준다. 하룻밤 자고 나면 두 단어의 연관성에 대한 기억이 향상된다고 한다. 이와 유사하게 하룻밤 수면이 가상 항해 능력 향상에 도움이 되는지 관찰해보니 수면 중 해마의 활동이 영향을 주었다. 반대로 잠을 못 자게 하면 서술 기억을 생성할 때 해마의 활동이 부족해져 좋지 않은 결과가 나왔다. 이처럼 잠을 자지 못하면 새로운 경험을 기억하는 능력이 약해진다. 이들 초기 연구는 새롭게 생성된 기억을 강화하는 데 수면의 역할이 필수적이지는 않더라도 매우 중요하다는 사실을 시사한다.

2-3 기억을 고정하기

더글러스 필즈

스릴러 영화 〈메멘토〉의 주인공 레너드(Leonard)는 아내가 폭행을 당하던 날 머리를 다쳐 그전에 일어난 모든 일은 기억해도 운명의 그날 밤 이후에 만난 사람이나 했던 행동을 기억하지 못한다. 단기 기억을 장기 기억으로 바꾸는 능력이 사라진 것이다. 레너드는 아내를 살해한 사람을 찾아 복수하려는 생각에 빠져 있지만, 영원히 현재에서 벗어나지 못해 자신이 조사한 단서를 온몸에 문신으로 남겨야만 한다.

이 충격적인 이야기는 'H. M.'이라는 기록으로만 남아 있는 한 환자의 실제 사례에서 영감을 받았다. H. M.은 아홉 살에 자전거 사고로 머리를 다치는 바람에 간질에 걸려 정상 생활을 하지 못했다. 발작을 치료하려고 했으나 방법을 찾지 못하자 외과 의사들은 H. M.의 해마 일부와 인접 부위를 제거했다. 그런데 수술로 뇌 발작을 줄이는 데는 성공했지만, 의도하지 않게 단기 기억과 장기 기억 사이를 잇는 미지의 연결부위를 절제하고 말았다. 서술 기억이라는 곳으로 가야 하는 정보(사람, 장소, 사건 등)는 대뇌 피질에 기록되기 전에 반드시 해마를 거쳐야 한다. 따라서 이미 저장되어 있는 오래전 기억은 분명하게 남아 있었지만, 현재의 경험은 아무것도 남지 않고 사라졌다. H. M.은 한 달에 한 번 의사를 찾아갔지만, 두 사람은 매번 처음 보는 사이 같았다.

현재 경험하는 정신적 체험이 오래 지속되는 기억으로 전이하는 것은 신경과학자들의 흥미를 끌었다. 처음 소개받은 사람의 이름은 단기 기억에 저장되며, 몇 분 사이에 사라질 수도 있다. 하지만 어떤 정보, 이를테면 가장 친한 친구의 이름은 장기 기억으로 변환되어 평생 동안 남는다. 왜 뇌가 어떤 순간은 간직하면서 어떤 순간은 사라지게 놔두는 걸까? 이에 관한 메커니즘은 최근 들어 점점 명확해지고 있지만 신경과학자들은 먼저 중요한 역설을 해결해야 했다.

장기 기억과 단기 기억 모두 뉴런이 연결되는 지점에서 생성된다. 연결 지점은 시냅스라고 부르는데, 뉴런에서 뻗어 나온 축삭(axon)이라는 송신(送信) 돌기가 '수상돌기(dendrite)'라고 불리는 몇십 개의 기다란 수신(受信) 돌기 중 하나와 시냅스에서 만난다. 단기 기억이 생성될 때 시냅스를 자극하면 일시적으로 후속 신호를 '강화'하거나 민감한 상태로 만들 수 있다. 장기 기억에서는 시냅스의 강화가 영구적이 된다. 하지만 과학자들은 1960년대부터, 장기 기억이 일어나려면 뉴런의 핵에서 유전자가 활성화되어 단백질 생산을 시작해야 한다는 사실을 인지하고 있었다.

기억을 연구하는 사람들은, 세포핵 깊숙한 곳에서 일어나는 유전자 활동이 어떻게 멀리 떨어진 시냅스에서 일어나는 활동을 좌우하는지 이해할 수 없었다. 유전자는 어떻게 시냅스를 영구적으로 강화해야 할 때와 기록하지 않고 그냥 지나쳐야 할 때를 '알 수 있는' 걸까? 그리고 유전자 정보가 각인된 단백질은 어떻게 몇천 개의 시냅스 중 무엇을 강화해야 할지 '알 수 있는' 걸까? 이런 질문은 태아의 두뇌 개발을 이해하는 데도 영향을 미칠 것이다. 두뇌가 계속 유지해야 할 시냅스의 연결과 버려야 할 시냅스의 연결을 선택하는 시기이기 때문이다. 그 현상을 연구하면서 우리 연구실에서는 이러한 기억의 미스터리에 한 가지 흥미로운 해결책을 제시하기도 했다. 그런데《오즈의 마법사》에서 도로시의 깨달음처럼 정답은 늘 그 자리에 있었다.

유전적 기억

초창기 분자생물학자들은 단기 기억이 장기 기억으로 변환하는 과정에서 유전자가 어떤 역할을 한다는 사실을 발견했다. 간단한 임무를 수행하도록 훈련받은 동물을 대상으로 한 실험에서, 학습을 하려면 훈련받은 지 몇 분 이내에 뇌에서 새로운 단백질이 합성되어야 하며 그렇지 않았을 때는 기억을 잃어버린다는 사실을 밝혀냈다.

세포핵 내부 DNA의 일부 영역은 이동하기 좋은 전령RNA(이하 mRNA로 표기)의 형태로 전사(轉寫)되어야 한다. mRNA는 각인된 명령을 단백질로 번역하는 세포 기구인 세포질까지 이동한다. 이들 연구원들은 DNA가 mRNA로 전사되거나 mRNA가 단백질로 번역되는 것을 막으면 장기 기억 형성이 지체되지만, 단기 기억은 아무런 영향을 받지 않는 현상을 발견했다.

하나의 뉴런이 시냅스 연결을 몇만 개 생성할 수 있고, 각각의 연결을 하나의 유전자가 전담할 수 없기 때문에 세포 신경과학자들은 어떻게 세포핵이 이들 개별적 연결의 강도를 통제할 수 있는지에 대한 설명을 찾아왔다. 그들이 생각해낸 이론은, 시냅스를 충분히 자극하면 미지의 신호 분자가 생성된다는 것이었다. 일시적으로 연결을 강화하면 신호 분자가 신경 세포의 핵으로 가는 동안 시냅스는 기억을 단기간 보존할 수 있다. 그곳에서 이 전령 분자는 적당한 유전자를 활성화해 영구적으로 시냅스의 연결을 강화할 수 있는 단백질을 합성하려고 한다. 하지만 다음 문제는, 뉴런의 세포체에서 만들어진 이 단백질이 자신을 부른 몇천 개의 시냅스 가운데 하나를 어떻게 찾아낼 수 있는가였다.

1990년대 중반, 기억을 연구하는 분야의 연구원들은 상세한 그림을 가지고 있었다. 그중 몇몇은 CREB라는 전사인자(transcription factor)가 유전적으로는 관계가 먼 파리나 생쥐 같은 동물들의 단기 기억을 장기 기억으로 변환하는 데 핵심 역할을 한다는 것을 말하고 있었다. 전사인자는 세포핵 내부의 주 단백질로 DNA의 특정 배열을 찾아 결합한다. 결국 주 단백질은 궁극적으로 유전자의 전사를 제어하는 스위치다. 따라서 뉴런에서 CREB를 활성화하면 유전자가 활성화되어 미스터리한 시냅스 강화 단백질을 만들게 되고, 단기 기억이 장기 기억으로 바뀐다.

1997년 독일연방 신경생물학연구소 '유전자 조절과 적응' 부서의 우베 프라이(Uwe Frey)와 에든버러대학의 리처드 모리스(Richard G. M. Morris)가 시도한 멋진 실험에서 '기억 단백질'이 무엇이든 특정한 시냅스에 전달되지 않아도 된다는 사실이 추가로 밝혀졌다. 기억 단백질은 세포 전역에 알려질 수 있지만, 이미 일시적으로 강화된 시냅스에만 영향을 미치고 그 연결을 영구적으로 강화한다.

이런 사실이 밝혀졌음에도, 최소한 한 가지 이상의 시급한 문제가 남아 있었다. CREB가 언제 활성화되어야 하고 특정 기억이 언제 보존되어야 하는지 결정하는, 시냅스에서 세포핵으로 전달되는 신호 분자는 무엇일까? 이때쯤 동료들과 나는 우리와 똑같은 문제에 다른 시각으로 접근하는 기억 연구원들이 있다는 사실을 알게 되었다. 아동 건강과 인간 개발 국립연구소에 있는 우리 연구실에서는 태아 발육기에 뇌가 어떻게 발달하는지 연구한다. 기억 연구원들은 정신적 경험이 어떻게 유전자에 영향을 미치고, 그에 따라 특정 시냅스 연결에 다시 영향을 미치는지 연구했으며, 우리는 무엇보다도 뇌가 성장하면서 유전자가 어떻게 몇백만 가지 연결을 지정하는지 의문을 갖고 있었다.

우리 연구팀과 여러 발달 신경과학자들은 벌써부터 정신적 경험이 뇌 회로의 배선도를 구성하는 데 한몫하는 게 아닐까 생각하고 있었다. 태아의 뇌는 유전자의 지시로 정해진 개략적 신경 회로에서 시작할 수 있다. 그런 다음 젊은 뇌가 성장하면서 그런 연결점들을 테스트해 효율적 연결은 보유하고 비효율적 연결은 제거한다. 하지만 우리가 알고 싶은 것은, 어떤 연결을 보유할지 여부를 뇌가 어떻게 파악할 수 있느냐는 것이다.

뇌 구축하기

이미 1949년에 도널드 헵(Donald Hebb)이라는 한 심리학자는, 경험이 특정한 신경 회로를 강화하는 방법에 막대한 영향을 미칠 간단한 법칙 하나를 제안했다. 헵은, 유명한 파블로프의 개(Pavlovian dog) 실험에서 영감을 받아 동시에 발화한 뉴런끼리의 연결이 강화되리란 이론을 제시했다. 예를 들면 벨이 울릴 때 발화한 뉴런과 벨이 울리는 것과 동시에 음식을 주었을 때 발화한 인근 뉴런은 서로 훨씬 강력하게 연결되어 세포 회로를 형성하며, 두 사건이 연관되어 있다는 것을 학습한다.

신경 세포에 들어가는 입력 모두가 스스로 신호를 발화할 만큼 강하지는 않다. 뉴런은 마치 마이크로프로세서 칩처럼 수상돌기를 이용해 몇천 가지 신호를 받고 이런 연결점에서 받은 신호들을 끊임없이 통합한다. 하지만 출력선이 많은 마이크로프로세서와 달리 뉴런에 있는 건 축삭이라는 단 한 가지 출력선뿐이다. 따라서 뉴런 하나는 하나의 입력에만 응답할 수 있고, 수상돌기를 이용해 회로의 옆 뉴런에 신호를 보낼지 말지 결정할 수 있다.

뉴런이 그런 신호를 받으면 수상돌기 막의 전압은 양의 방향으로 약간 변화한다. 전압이 이렇게 국부적으로 변화하는 것을 뉴런 시냅스의 '발화(firing)'라고 한다. 시냅스가 잠시 발화하면, 고주파수가 발생해 단기 기억 형성 시에 보이는 일시적 강화가 일어난다. 하지만 잠시 발화하는 하나의 시냅스로는 일반적으로 뉴런이 임펄스(impulse)를 스스로 발화하기 어렵다. 이러한 임펄스를 전문용어로 활동전위라고 한다. 그런데 뉴런의 시냅스 다수가 함께 발화하면, 뉴런 표면의 전압이 변화해 활동전위가 발화되고 회로의 옆 뉴런에 메시지를 전달하게 된다.

헵이 제시한 이론은, 박자를 맞추지 못하는 오케스트라 연주자처럼 시냅스가 다른 입력 신호에 맞춰 발화하지 못해 조화가 안 된다면 이를 제거해야 하지만, 동시에 활동전위를 발화할 수 있는 뉴런은 강화해야 한다는 것이다. 따라서 뇌는 자극의 흐름에 따라 신경 회로를 구성해 원래 구성을 조정한 다음 스스로 배선을 하게 된다.

그러나 헵의 이론에서 벗어나 이런 과정이 실제로 어떻게 일어나는지 정리하다 보면 뇌가 배선을 할 때 시냅스의 연결을 강화하거나 약화하는 효소와 단백질이 특정한 유전자에서 합성되어야만 한다는 사실과 맞닥뜨린다. 그래서 우리 팀은 그러한 유전자를 활성화하는 신호를 찾기 시작했다.

신경계의 정보는 뇌의 신경 임펄스 활동의 패턴으로 부호화되기 때문에, 나는 신경 세포의 특정 유전자가 충동 발화의 패턴에 따라 반응을 하거나 혹은 하지 않을 것이라는 가정에서 출발했다. 우리 연구실의 박사후 과정 연구원 코우이치 이토(Kouichi Itoh)와 나는 이 가정을 시험하려고 배양 접시에서 전극을 이용해 생쥐의 태아에서 얻은 뉴런을 자극하며 세포 배양을 했다. 뉴런이 서로 다른 패턴의 활동전위를 발화하게 자극해 신경 회로 형성이나 환경에 적응할 때 중요하다고 알려진 유전자의 mRNA 양을 측정했고, 우리의 예측이 맞다는 것을 확인했다. 우리는 마치 방송 주파수를 선택해 라디오 방송국을 청취하듯 전기생리학적 자극 장치로 주파수를 바꾸어 특정 유전자를 선택할 수 있었다.

타임코드

뉴런의 유전자가 세포에서 나오는 자극의 패턴에 따라 조절이 된다는 사실을 관찰하고 나니 더 깊은 질문에 대한 답을 찾아보고 싶었다. 세포막 표면에서의 전기적 탈분극의 패턴으로 어떻게 뉴런의 핵 깊은 곳에 있는 유전자를 제어할 수 있을까? 그러려면 세포질 안을 들여다보고 어떻게 정보가 표면에서 핵까지 번역되어 전달되는지 알아야 했다.

우리가 발견한 것은 뉴런을 감싼 막에서 핵까지 이어지는 단일한 경로가 있는 것이 아니라 복잡하게 얽힌 화학 반응의 연결망이 존재한다는 사실이다. 로마로 이어지는 미로 같은 길처럼 다수의 생화학적 경로가 얽혀 있어 세포막에서 세포 전역으로 신호를 전달한다. 세포막의 다양한 주파수를 가진 전기 신호들은 어떻게든 세포질을 거쳐 세포핵에 있는 올바른 목적지로 신호를 전달한다. 우리가 알고 싶은 것은 그 방법이었다.

신경막의 전기적 상태에 대한 정보가 세포질의 이런 화학적 반응 시스템으로 들어가는 주된 방법은 세포막의 전압 민감성 채널을 이용해 칼슘 이온의 유입량을 조절하는 것이다. 뉴런은 사실상 칼슘 이온의 바다에서 살지만, 뉴런 내부의 칼슘 농도는 극히 낮게 유지되므로 뉴런 외부의 농도보다 2만 배는 낮다. 신경막의 전압이 임계치에 도달하면 세포는 활동전위를 발화해 칼슘이 이동하는 경로를 잠시 개방한다. 각 뉴런 임펄스를 발화해 칼슘 이온이 뉴런 내부로 들어와 증가하게 하면 전기적 신호가 화학적 신호로 바뀌어 뉴런 내부에서 생화학적으로 이해할 수 있게 된다.

칼슘 이온이 세포질에 들어가면 마치 도미노 현상처럼 단백질 키나아제라는 효소를 활성화한다. 단백질 키나아제는 단백질에 인산 딱지를 붙이는 인산화 반응(phosphorylation)이라는 화학 반응으로 다른 효소를 활성화한다. 계주 주자가 배턴을 전달하듯 인산 딱지가 붙은 효소는 휴면 상태에서 깨어나 활성화되고 전사 요인들의 활동을 자극한다. 예를 들면 CREB는 칼슘 의존적 효소에 의해 인산화해 활성화되고, 인산 딱지를 제거하는 효소에 의해 비활성화된다. 하지만 하나의 세포에는 몇백 가지 서로 다른 전각 요인과 단백질 키나아제가 있다. 우리가 알고 싶었던 것은 어떻게 특정 주파수의 활동전위 발화로 칼슘이 유입되어 적절한 단백질 키나아제에 이르고, 마침내 정확한 전사 인자를 이용해 올바른 유전자를 제어하게 되는 것인가였다.

뉴런에 세포질의 칼슘 농도가 증가할 때 초록색으로 변하는 염색 약품을 넣어 활동전위 발화 패턴이 얼마나 다르게 번역되며, 세포 내 칼슘이 얼마나 역동적으로 변화하는지 추적할 수 있었다. 간단히 생각할 수 있는 한 가지 가능성은 유전자 전사가 뉴런 안에 있는 칼슘의 증가량으로 조절되는 것은 아닌가, 그래서 칼슘 양에 더 잘 반응하는 유전자가 있지 않은가 하는 것이었다. 그런데 우리는 더 흥미로운 결과를 관찰했다. 뉴런에서 칼슘 증가량은 특정 유전자를 조절하는 데 크게 영향을 미치지 않았고, 그들을 생산했던 뉴런 임펄스의 일시적 코드를 나타내는 일시적 칼슘 패턴이 더 중요했다.

연구실의 또 다른 박사후 과정 연구원 펠레케 에쉬트(Feleke Eshete)는 이 칼슘 신호를 계속 따라가서 활성화되는 효소까지 관찰했고, 그 효소가 조절하는 전각 요인까지 쫓아가 마침내 뉴런 임펄스에 따라 서로 다른 세포 내 신호 경로로 전달될 수 있음을 이해하기 시작했다. 중요한 요인은 시간이었다.

우리는 세포막에서 DNA까지의 경로를 간단한 화학 반응의 연속으로 나타낼 수 없다는 것을 알아냈다. 각 단계에서 칼슘이 세포막으로 들어가면 복잡하게 연결된 신호의 네트워크가 구성되고, 각 경로는 스스로 속도를 제한해 단속적 신호에 얼마나 잘 반응하는지 지배한다. 이런 성질은 특정 주파수의 활동전위가 핵까지 어떤 신호 경로를 따라갈지 결정한다.

어떤 신호 경로는 빠르게 반응하고 빠르게 회복된다. 따라서 그런 신호 경로는 고주파수 패턴 활동전위에 반응할 수 있지만, 오랫동안 비활성화 상태에서 분리되었던 활동전위가 폭발하는 것에 반응해 활성화 상태를 계속 유지할 수는 없다. 어떤 신호 경로는 게을러서 빠르게 폭발하는 임펄스에 잘 반응하지 못하지만, 활성화되기만 하면 느리게 반응한다는 의미는 활동전위가 폭발하는 사이에 오랫동안 비활성화 상태로 분리되어 있어도 신호를 유지한다는 것이었다. 그러므로 이런 경로에 의해 활성화되는 유전자는 전달되는 자극에 반복적으로 반응하지만 자주 반응하지는 않는다. 마치 새로운 정보를 기억에 쓸 때 반복하는 것처럼 말이다.

바꿔 말하면, 서로 다른 일시적 패턴을 가진 신호들이 다른 경로로 전파된다는 것이다. 그런 경로들은 특정한 패턴에 맞춰져 있어 결국 전각 요인과 유전자를 조절하게 된다. 예를 들면 우리가 측정한 바로는 CREB는 활동전위에 의해 빠르게 활성화되지만 뉴런을 자극하는 것을 멈춘 뒤에는 비활성화되는 데 아주 느리게 반응한다. 따라서 CREB는 30분 혹은 그 이상의 주기로 반복적으로 자극을 주는 사이에 활성화 상태를 유지할 것이다. 이 주기는 새로운 기술이나 사실을 습득하는 데 필요한 연습 시간의 간격과 비슷하다.

기억에서 CREB의 역할을 고려해본다면, 뇌의 성장을 이해하려고 연구 중인 신호 경로가 기억의 메커니즘과도 관련이 있는 건 아닌지 궁금해지지 않을 수 없다. 그래서 우리는 한 가지 테스트를 고안했다.

실험실 속의 기억

환자 H. M.의 뇌에서 제거했던 부위인 해마를 쥐에게서도 절제해 소금물에 보관하면, 미소전극과 전기 증폭 장치를 이용해 뉴런의 시냅스 연결에서 발생하는 전기 자극을 기록할 수 있다. 시냅스에 전기 충격을 가해 특정한 패턴을 발화하면 해당 시냅스의 연결이 강화될 수 있다. 즉 자극을 빈번하게 받은 시냅스는 그 후의 자극에 대해 2배의 전압을 발생시킨다.

이렇게 증가된 힘을 장기 강화(LTP)라고 하는데, 이름과는 달리 그리 오래 가지 않는다. 자극을 빈번하게 주고 난 뒤 연속적으로 시험 펄스를 가하면, 시냅스에서 발생하는 전압은 천천히 감소해 몇 시간 안에 원래 크기로 되돌아간다. 이런 일시적 시냅스의 강화를 '전기 장기 강화(early LTP)'라고 하는데, 이는 단기 기억에 대한 하나의 세포 모델이 된다.

신기하게도, 동일한 자극을 빈번(우리 실험에서는 세 번)하게 되풀이해 적용하면 시냅스는 영구적으로 강화되어 '후기 장기 강화(late LTP)' 상태가 되었다. 하지만 교대로 자극을 반복할 수는 없다. 대신 각각의 자극 사이에는 비활성화 상태가 충분한 시간(우리 실험에서는 10분) 동안 지속되어야 했다. 그리고

mRNA나 단백질 합성을 막는 화학약품을 소금물에 넣어 뇌의 일부를 씻어주면 두세 시간 이내에 원래 크기로 약화될 것이다. 모든 유기체가 그러하듯, 단기 기억의 세포 모델은 세포핵과 무관하지만, 장기 기억 형태는 세포핵과 관련이 있다.

프라이와 모리스는 실제로 이 기법을 사용해 시냅스 강화 단백질이 일시적 시냅스 강화에 영향을 미친다는 사실을 보여주었다. 프라이와 모리스는 먼저 시냅스를 잠시 동안 자극해 전기 장기 강화를 유도했다. 전기 장기 강화 상태는 보통 몇 시간 동안 지속된다. 그런 다음 같은 뉴런에 있는 시냅스에 후기 장기 강화가 나타나도록 10분 간격을 두고 세 번에 걸쳐 시냅스를 발화했다. 결과적으로 두 시냅스 모두 영구적으로 강화되었다. 더 강한 자극은 세포핵에 신호를 보내 기억-단백질 생산을 요청했고, 단백질은 자신들을 사용할 준비를 마친 시냅스를 '발견'했다.

우리는 임펄스의 패턴에 따라 특정한 유전자가 활성화된다는 우리 연구와 뉴런 하나의 발화가 어떤 연결이 강화될지에 매우 중대한 영향을 미친다는 헵의 이론에 기반했는데 시냅스에서 세포핵으로 보내진 신호 분자가 장기 기억 형성에 정말 필요한지 의문을 느꼈다. 대신에 우리는, 시냅스가 충분히 강하게 발화되거나 다른 시냅스와 동시에 발화되어 뉴런이 축삭돌기를 벗어날 만큼 활동전위를 발화하게 할 수 있다면, 칼슘이 전압에 민감한 세포체의 경로를 이용해 직접 뉴런에 들어가 세포핵의 CREB 활성화를 이끄는 경로를 활성화할 것이라고 제안했다.

박사후 과정 연구원 세레나 두덱(Serena Dudek)과 나는 이 이론을 시험해 보려고 시냅스가 기능을 발휘하지 못하게 막아주는 것으로 알려진 약물을 뇌에 투여했다. 그리고 전극을 이용해 뉴런의 세포체와 축삭돌기를 직접 자극해 뉴런이 활동전위를 발화하게 했다. 뉴런은 활동전위를 발화했지만, 이들 뉴런에 입력된 시냅스는 발화하지 못했다. 시냅스에서 세포핵까지의 신호 분자가 후기 장기 강화의 시작에 필요하다면, 우리의 장기 기억 형성 세포 모델은 제대로 작동하지 않을 것이다. 약물 때문에 시냅스에 아무런 신호가 전달이 되지 않기 때문이다. 반면에 세포핵까지의 신호가 우리의 개발 연구에서처럼 뉴런이 발화한 활동전위에서 비롯된 것이라면, 시냅스에 아무런 신호가 전달되지 않아도 세포핵에서 기억-단백질 유전자의 활성화를 막지 못할 것이다.

그런 다음 우리는 뇌의 조각들을 처리해 전사 요인 CREB가 활성화되었는지 판가름하려고 했다. 실제로 시냅스의 활동이 전혀 없이도 자극을 받아 활동전위를 발화한 뇌 조각의 작은 영역에서 모든 CREB에 인산염 분자가 더해져 있었고, 이는 활성화 상태가 되었음을 의미했다.

그리고 우리는 유전자 *zif268*의 활동을 확인했다. *zif268*은 LTP와 기억의 생성과 관련된 유전자로 알려져 있었다. 또한 이 유전자는 시냅스의 자극 없이도 해마의 뉴런 발화에 따라 상태가 정해졌다. 하지만 전압에 민감한 칼슘 경로(세포막에서 세포핵까지 가는 신호의 실제 원천으로 추정했다)를 막아주는 약물과 함께 동일한 자극을 준 우리는, CREB 인산화와 *zif268*, 후기 장기 강화와 관련된 단백질인 MAPK는 뉴런이 발화한 뒤에도 활성화되지 않는다는 사실을 발견했다.

이러한 결과들은 시냅스에서 세포핵까지 신호를 전달하는 전달자가 필요하지 않다는 것을 명확히 보여주었다. 우리가 수행했던 발달 연구에서와 마찬가지로 활동전위에 의한 세포막 탈분극 현상은 뉴런의 막에 칼슘 경로를 개방해 세포핵에 이르는 신호 경로를 활성화하고 해당 유전자를 깨어나게 했다. 기억이 이런 식으로 작동한다는 사실은 상당히 일리가 있었다. 뉴런에 있는 각 시냅스가 세포핵까지 따로 메시지를 보내야 한다기보다는 세포핵에 있는 전사 기계가 뉴런의 출력을 듣고 기억-고정 단백질을 합성할지 정하는 것이었다.

메멘토 분자

아직 발견되지 않은 분자가 있어 기억 과정에서 시냅스부터 세포핵까지 신호를 전달하는 데 역할을 하는지는 모르지만, 실험 결과에 따르면 그런 분자가 절대적으로 필요하지는 않다. 헵의 학습 법칙에서 예견한 것처럼, 세포에 입력되는 모든 시냅스의 자극이 더해진 뉴런의 발화가 기억 강화의 필요 조건이다.

이는 일상생활에서 경험하는 기억에 대한 세포 나름대로의 흥미로운 표현이다. 《메멘토》에서의 레너드나 범죄 현장을 목격한 사람이 어떤 사건이 영구적으로 기억에 남을지 언제나 미리 알 수 있는 건 아니다. 현재 시점을 살아가는 데 필요한 순간순간의 기억들은 개별 시냅스의 힘을 일시적으로 조절해 잘 처리할 수 있다. 하지만 중요하거나 나중에 필요한 어떤 사건이라면 시냅스가 발화해 뉴런 임펄스가 반복적으로 강하게 발화하게 한다. 그러고는 "이 사건은 기록되어야 한다"고 선언한다. 관련 유전자에 불이 들어오고, 시냅스 강화 단백질이 그들을 찾아낼 때 단기 기억을 보관하고 있는 시냅스에 사실상 문신처럼 각인된다.

기억은 어떻게 만들어지나

일정한 회로를 통해 신경 세포가 연결될 때 기억이 생성된다. 신경 세포의 연결 지점을 시냅스라고 한다. 시냅스가 몇 분 내지 몇 시간 동안만 지속되는 것이 단기 기억, 시냅스가 계속 유지되는 것이 장기 기억이다. 신호 자체가 기억의 형성에 기여를 한다. 하나의 뉴런에서 활동전위라고 하는 전기 파동이 축삭을 따라 끝까지 내려가 다른 뉴런을 만나는 순간, 하나의 뉴런에서 다른 뉴런으로 메시지가 전달된다.

시냅스에서의 신호 전달

축삭돌기의 끝부분에서 전기 파동은 시냅스전 뉴런을 자극해서 화학물질을 생성한다. 이것이 시냅스전 뉴런의 축삭에서 시냅스 간극(synaptic cleft)을 거쳐 시냅스후 뉴런의 수상돌기로 전달된다. 신경전달물질은 수상돌기의 수용체에 들러붙어 시냅스후 세포의 세포막 일부를 전기적으로 탈분극시킨다. 이를 시냅스 '발화(firing)'라고 한다.

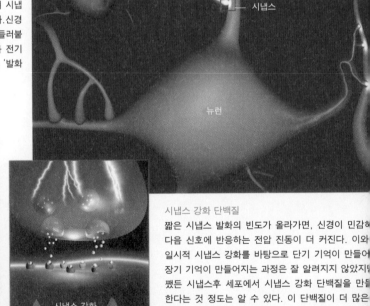

시냅스 강화 단백질

짧은 시냅스 발화의 빈도가 올라가면, 신경이 민감해 다음 신호에 반응하는 전압 진동이 더 커진다. 이와 일시적 시냅스 강화를 바탕으로 단기 기억이 만들어 장기 기억이 만들어지는 과정은 잘 알려지지 않았지 째듯 시냅스후 세포에서 시냅스 강화 단백질을 만들 한다는 것 정도는 알 수 있다. 이 단백질이 더 많은 체를 만드는 듯하다. 혹은 아마도 시냅스전 세포의 ㅂ 영향을 미칠 뿐 아니라 시냅스후 세포의 시냅스 부위 예 재구성할 수도 있다.

기억은 어떻게 고정되는가

장기 기억 형성을 위해서는 단백질 생성 유전자의 활성화가 필요하다는 사실이 1960년대에 밝혀졌다. 그러나 이런 사실이 밝혀지자 더 커다란 의문이 생겨났다. 세포핵 안에 있는 유전자가 시냅스를 영구히 강화해야 할 때를 어떻게 알 수 있는 걸까? 그리고 어떨 때 단기 기억이 그냥 사라지도록 내버려두는 걸까? 시냅스와 세포핵을 연결해주는 신호물질이 따로 있는 걸까?

그리고 시냅스 강화 단백질이 만들어졌다고 한들, 몇천 개의 시냅스 중에서 어떤 것을 강화할지 어떻게 알아차리는 걸까? 1990년대에 이르러 이러한 퍼즐의 답이 될 실험 결과가 제출되었다.

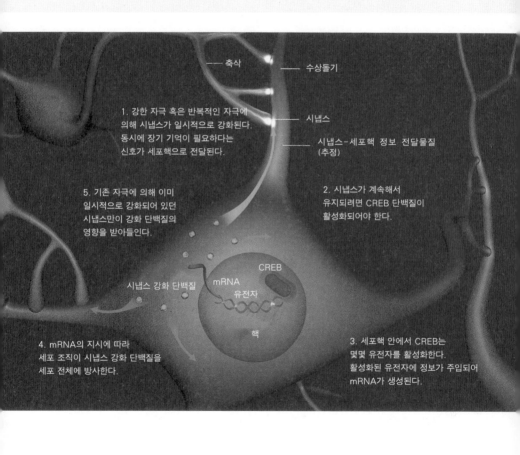

축삭

수상돌기

1. 강한 자극 혹은 반복적인 자극에
의해 시냅스가 일시적으로 강화된다.
동시에 장기 기억이 필요하다는
신호가 세포핵으로 전달된다.

시냅스

시냅스-세포핵 정보 전달물질
(추정)

5. 기존 자극에 의해 이미
일시적으로 강화되어 있던
시냅스만이 강화 단백질의
영향을 받아들인다.

2. 시냅스가 계속해서
유지되려면 CREB 단백질이
활성화되어야 한다.

CREB

시냅스 강화 단백질

mRNA

유전자

핵

4. mRNA의 지시에 따라
세포 조직이 시냅스 강화 단백질을
세포 전체에 방사한다.

3. 세포핵 안에서 CREB는
몇몇 유전자를 활성화한다.
활성화된 유전자에 정보가 주입되어
mRNA가 생성된다.

2-4 기억 코드

조 첸

한 번이라도 지진을 겪어본 사람들은 누구나 땅이 흔들리고 부르르 떨리며, 휘어지고, 들썩거리던 기억이 생생할 것이다. 우르릉 소리와 함께 땅이 갈라지고, 유리창이 산산조각 나며, 장식장 문이 열리고, 책이며 접시, 장식품 따위가 선반에서 굴러떨어진다. 이런 사건은 몇 년이 지나도 아주 선명하게 기억이 난다. 두드러지게 눈에 띄는 사건에서 정보를 뽑아내어 미래에 비슷한 상황이 닥치면 어떻게 대응해야 하는지 학습하도록 우리 뇌가 진화해왔기 때문이다. 이렇게 과거의 경험을 학습하는 능력 덕분에 모든 동물은 늘 변화하는 복잡한 세상에서 적응하며 살아간다.

신경과학자들은 몇십 년 동안 뇌가 어떻게 기억을 생성하는지 밝히려 애써왔다. 나는 동료들과 함께 강력한 수학적 분석을 하는 동시에 살아 있는 생쥐의 뉴런 200개의 활동을 기록할 수 있는 기술을 이용해 새로운 일련의 실험을 수행했다. 그 결과, 뇌가 경험에서 필수 정보를 이끌어내고 그 정보를 기억으로 바꾸기 위해 사용하는 메커니즘을 발견했다. 우리의 결과는 한 뉴런에서 다른 뉴런으로 신호가 1차원적 흐름으로 전달된다는 것만으로는 뇌의 인식과 기억을 설명하기에는 부족하다는 연구에 힘을 더해주었다. 그보다는 다수의 뉴런이 조화롭게 활동한다는 내용이 필요했다.

게다가 우리 연구는 기억의 가공과 관련한 뉴런들이 이 같은 일반적 개념

60

을 추출해 일상의 경험을 지식이나 개념으로 변형할 수 있음을 암시했다. 우리의 발견으로 생물학자들은 보편적 뉴런 코드의 해독에 다가갔다. 보편적 뉴런 코드는 전기적 임펄스를 인식, 기억, 지식으로, 결국은 행동으로 변화시키기 위해 뇌가 따르는 규칙이었다. 이런 규칙을 이해할 수 있다면 뇌와 기계를 매끄럽게 연결하는 인터페이스를 개발하고, 완전히 새로운 스마트 컴퓨터와 로봇을 만들어낼 수 있을 것이다. 어쩌면 정신의 암호집을 완성해 뉴런의 활동을 감시하면 누군가의 기억과 생각을 해독하는 것이 가능해질 수도 있다.

두기가 제기한 질문

분자를 기반으로 한 학습과 기억에만 집중했던 뇌의 암호 연구는 점차 덩치가 커졌다. 1999년 가을 우리는 기억력이 향상된 생쥐를 만들어냈다. 이 '똑똑한' 생쥐를 1990년대 초 코미디 드라마 〈천재 소년 두기(Doogie Howser, M. D.)〉에 나오는 총명하고 어린 주인공 의사의 극중 이름을 따 두기라는 별명으로 불렀다. 이 생쥐는 야생 생쥐보다 학습 속도가 빨랐고 더 오래 기억했다. 이 연구는 지대한 관심과 논란을 불러일으켰고, 《타임》지 표지를 장식하기도 했다. 그리고 내게 한 가지 의문을 남겼다. 대체 기억이란 무엇일까?

과학자들은 인지한 경험을 장기 기억으로 바꾸려면 해마라는 뇌의 영역이 있어야 한다는 사실을 알고 있었다. 그리고 두기를 생산하기 위해 수정을 가했던 NMDA 수용체처럼 매우 중요한 역할을 하는 분자가 있다는 사실도 알고 있었다. 하지만 뇌의 신경 세포가 어떻게 기억을 나타내는지 정확히 아는 사람은 아무도 없었다. 나는 몇 년 전부터 기억을 수학이나 생리학적으로 표현할 방법이 없을까 고민하기 시작했다. 기억이 생길 때 관련되는 신경망의 움직임을 파악해 활성화 패턴을 시각화할 순 없을까? 어떤 경험의 가장 생생한 부분을 뽑아내어 기록할 때 어떤 뉴런들이 어떻게 협력하는지에 대한 원칙을 알아낼 순 없을까?

기억과 관련된 뉴런의 암호에 대해 무언가 알고자 한다면 우선 더 좋은 뇌 감시 장비를 설계해야 했다. 우리는 생쥐 관련 연구를 계속하길 바랐다. 결국에는 똑똑한 생쥐 두기나 기억력이 손상된 돌연변이 생쥐처럼 유전적으로 변형된 학습 능력과 기억력을 가진 동물을 대상으로 실험을 수행할 수 있다는 것도 어느 정도 그 이유가 되었다. 연구원들은 깨어 있는 원숭이의 뉴런 몇백 개에서 벌어지는 활동을 관찰했지만, 생쥐를 대상으로 연구했던 조사원들은 한 번에 기껏해야 20~30개의 세포를 기록할 수 있었다. 땅콩만 한 생쥐의 뇌가 주요한 원인이었다. 그래서 우리 연구실의 박사후 과정 연구원 롱니안 린(Longnian Lin)과 나는 깨어 있는 상태에서 자유롭게 행동하는 생쥐의 뉴런을 훨씬 많이 감시할 수 있는 기록 장치를 개발했다.

그러고 나서 우리는 실험 계획을 세웠다. 두뇌가 가장 잘하는 것, 즉 기억을 이용해 인생에 지대한 영향을 미치는 극적 사건을 저장하는 행동을 이용한 실험이었다. 9·11테러 사건을 목격했거나 지진에서 살아남은 경험은 물론이고, 디즈니에 있는 공포의 탑 13층에서 곤두박질치는 경험마저도 잊기 어렵다. 그래서 우리는 감정적으로 강렬한 유형의 사건을 모방하는 테스트를 개발했다. 그런 경험들은 오래 지속되고 강렬한 기억을 생성할 것이다. 그리고 그런 강력한 기억에는 해마의 세포가 다수 가담할 테고, 따라서 그런 경험으로 활성화된 세포를 찾을 수 있을 것이며, 그런 과정과 관련된 패턴과 구성 원리를 알아내기에 충분한 데이터를 얻을 가능성이 높아질 것이다.

우리가 선택한 사건으로는 실험실에서 조작한 지진(쥐가 들어 있는 작은 보관함을 흔들어 지진을 일으킴)이나, 등 쪽에 바람을 훅 불어 하늘에서 공격하는 올빼미를 흉내 내거나, 작은 '엘리베이터'(처음에 이 실험을 할 때는 실험실에 있던 작은 과자 단지를 사용했다) 내부에서 수직 자유낙하를 시키기 등이 있었다. 각각의 사건 사이에 동물에게는 몇 시간 동안 휴식 시간이 주어졌다. 사건(휴식 시간을 포함해)을 경험하는 동안 우리는 해마의 CA1 영역에 있는 세포 260곳의 활동을 기록했다. 동물과 인간이 기억을 형성하는 데 매우 중요한 영역이었다.

놀람의 패턴

우리는 데이터를 수집한 다음, 먼저 이들 놀라운 사건을 기억으로 저장할 만한 패턴을 골라내려고 했다. 또 다른 박사후과정 연구원 레무스 오산(Remus Osan)과 나는 강력한 패턴 인식법인 다중 판별 분석(multiple discriminant analysis, 이하 MDA로 표기)을 이용해 기록을 분석했다. 이 수학적 방법론은 다차원이 될 뻔했던 문제(예를 들면 사건 전후 뉴런 260개의 활동으로 520가지 차원이 생긴다)를 3차원 그래픽 공간으로 축소했다. 전통적 교육을 받은 생물학자에게는 유감이지만, 신경 활동을 더는 눈에 보이는 차원으로 표현할 수 없다. 하지만 서로 다른 사건에 의해 발생하는 패턴을 구별하는 수학적 공간은 계획할 수 있다.

개별 동물의 뉴런에서 기록된 모든 반응을 3차원 공간에 투사하면, 각기 다른 네 가지 '구'가 나타난다. 하나는 휴식 상태의 두뇌와 관련이 있고, 그 밖의 것은 각각 지진, 바람 소리, 엘리베이터 낙하와 관련이 있다. 따라서 놀라움을 주었던 각각의 사건은 결과적으로 CA1 뉴런과 결합되어 각기 다른 패턴으로 나타난다. 우리는 패턴이 사건의 지각과 감정, 사실적 측면에 대한 통합된 정보를 나타낸다고 믿는다.

동물들이 다양한 경험을 하는 동안 이들 패턴이 어떻게 전개되는지 보기 위해 '슬라이딩 윈도(sliding window)' 기법을 사용했다. 시간에 따라 기록을 살펴보며 각 윈도를 대상으로 MDA 분석을 반복한 것이다. 그 결과 우리는 각 사건의 발생 시 동물이 기억을 생성하면서 나타나는 반응 패턴이 어떻게 변하는지 시각화할 수 있었다. 이를테면 지진을 경험한 동물의 경우 휴식 버블에서 집단 활동을 하다 지진 버블이 불쑥 나타났다가 다시 휴식 상태로 돌아가 삼각형 모양의 궤적을 남기는 식이었다.

이런 시간 분석으로 훨씬 흥미로운 사실이 드러났다. 놀라운 경험과 관련된 활동 패턴들이 실제 사건이 발생한 후 몇 초에서 몇 분 간격으로 다시금 자발적으로 나타난 것이다. 이러한 '재현'이 일어날 때, 기하학적 특징과 궤적은 비슷했지만, 본래 반응보다 크기는 작았다. 이들 활동 패턴의 재등장은 해마의 시스템을 거친 정보가 두뇌의 기억 회로에 각인되었다는 단서를 제공하며, 우리는 재현이 경험을 기억할 때 나타나는 것이라고 생각한다. 이렇게 기억을 저장하는 패턴의 자발적 재활성화를 정성적·정량적으로 측정하게 된 것은, 새롭게 생성된 기억 흔적이 어떻게 장기 기억으로 강화되는지 모니터링하고, 그러한 과정이 똑똑한 생쥐에게, 그리고 학습 능력 손상에 어떻게 영향을 주는지 조사하는 계기가 되었다.

집단의 힘

특정한 기억이 어떤 패턴으로 나타나는지 데이터를 얻게 되니 우리가 '다루는' 뉴런들이 이처럼 서로 다른 사건들을 어떻게 협력해 부호화하는지 알고 싶어졌다. 오산과 나는 '계층적 군집 분석(hierarchical clustering analysis)'이라는 수학적 방법과 순차적 MDA법을 결합해 분석했고 그 결과 이들 전체적인 네트워크 수준의 패턴들이 우리가 '뉴럴 클리크(neural cliques)'라고* 부르는 일부 뉴런들에 의해 생긴다는 것을 발견했다. 클리크는 선택된 사건에 대해 유사하게 반응하는 뉴런 집단을 말하며, 집단적 부호화 전달 단위로 작동한다.

*뇌의 해마체 안에 있는 기억의 저장 단위. 뉴럴 클리크의 작동 방식을 연구함으로써 뇌에 입력된 정보가 어떻게 선택적으로 기억에 저장되는지를 알 수 있다.

게다가 각각의 사건은 언제나 뉴럴 클리크의 집합으로 나타날 수 있다는 사실도 발견했다. 뉴럴 클리크들은 총체적 특징은 물론, 각각의 특별한 특징까지 다양한 특징을 부호화했다. 특히 지진의 경우 (세 가지 위험 자극에 모두 반응하는) 일반적 위험 관련 뉴럴 클리크를 활성화함은 물론, 운동을 방해(지진과 엘리베이터 낙하 운동)하는 사건에만 반응하는 두 번째 클리크, 흔들림에만 활성화하는 세 번째 클리크, 어디서 사건이 발생했는지(우리는 각각의 지진을 일으키기 전에 서로 다른 두 상자 중 한 상자에 생쥐를 집어넣었다) 나타내는 네 번째 클리크 등도 활성화했다. 따라서 이들 사건에 대한 정보는 변함없이 위계적으로 조직되는 (공통적으로나 개별적으로나) 뉴럴 클리크의 조합으로 표현된다. 우리는 이를 일반적 특징(예를 들면 '위험한 사건')을 기반으로 특정한 정보(예를 들면 '흔들기', '검은 상자 흔들기' 등)가 최정점을 이루는 피라미드 형태로 특징이 저장되는 위계적 구조라고 생각한다.

　해마의 CA1 영역은 뇌의 여러 영역과 감각 시스템에서 보낸 입력을 받으며, 이런 특징은 주어진 클리크가 어떤 유형의 정보를 부호화할지에 영향을 미칠 가능성이 높다. 예를 들면 위험 사건 세 가지에 모두 반응하는 클리크는 편도체(공포나 새로운 경험 등의 감정을 처리한다)에서 보내는 정보를 통합해 '이 사건들은 위험하고 충격을 주는 사건'이라고 저장할 수 있다. 반면, 지진과 엘리베이터 자유낙하에 모두 활성화된 클리크들은 전정계(vestibular system, 운동을 방해하는 것에 관한 정보를 제공한다)에서 보낸 입력을 처리하며, '이 사건들은 균형감을 잃게 한다'고 저장할 수 있다. 마찬가지로 특정한 장소에서 일어나는 한 가지 특정한 사건에만 반응하는 클리크들은 장소 세포(친숙한 특정 장소를 지나갈 때 발화하는 뉴런)에서 보내는 추가적 입력을 통합해 '검은 상자에서 지진이 일어난다'고 저장할 수 있다.

지식에 이르는 길

우리의 발견은 기억 부호화의 바탕이 되는 구성 원리에 대해 몇 가지 시사하는 점이 있다. 먼저, 우리는 뉴런의 클리크들이 기억을 생성하는 기능적 부호화 단위 역할을 하며, 일부 뉴런의 활동이 변화할지라도 정보를 나타낼 수 있을 만큼 탄탄하다고 생각한다. 기억과 인지가 여러 뉴런에 의해 표현된다는 아이디어가 새로운 것은 아니지만, 뉴런들에 의해 실제로 어떻게 정보가 구성되는지 말해주는 실험 데이터는 우리가 최초로 제공했다고 생각한다. 두뇌는 기억-코딩 클리크에 의존해 같은 사건에서 서로 다른 특징을 뽑아내고 기록한다. 그리고 본질적으로 두뇌는 주어진 사건과 관련된 정보를 가장 일반적이고 추상적인 것에서 가장 구체적 측면으로 피라미드처럼 계층적으로 정리한다. 또한 그런 피라미드가, '모든 위험한 사건'처럼 공통적 범주에 속하는 사건을 나타내는 다면체를 구성하는 하나의 요소로 생각될 수 있다고 믿는다.

이와 같이 조합적 및 계층적 방식으로 기억을 생성하기 때문에, 우리의 뇌는 거의 무제한에 가까운 네트워크-차원의 패턴을 만들어낼 수 있다. 각각의 패턴은 인간이 살아가면서 맞닥뜨리는 수없이 많은 경험에 대응하는 내용을 담고 있다. 비유하자면 뉴클레오타이드(nucleotide)는 불과 네 글자로 표현되지만, 그것이 구성하는 DNA의 핵산은 실제로 무제한에 가까운 패턴으로 조합이 되고, 결과적으로 지구상에 수없이 다양한 생명체들이 탄생하는 것과 같은 이치다. 기억의 방식이 입수된 정보를 범주화 및 계층화하는 것이기 때문에, 새로운 경험이 입력되면 기억 피라미드 꼭대기에 위치하는 특정 뉴럴 클리크만 바꾸어서 저장하게 된다. 그래서 예를 들면 울타리 너머에서 짖고 있는 개를 셰퍼드가 아니라 푸들로 바꾸거나, 인도네시아에서 발생한 지진을 캘리포니아에서 발생한 지진으로 바꾸는 식이다.

각각의 기억 피라미드에는 언제나 상당한 정도의 추상화 과정이 포함된다는 사실은, 우리의 뇌가 단순히 모든 사건을 상세하게 기록만 하는 기억 장치가 아니라는 생각을 뒷받침해준다. 기억 시스템 속에 들어 있는 뉴럴 클리크는 특정 경험에서 핵심 요소를 뇌에 기록하기도 하지만, 동시에 특정 경험으로부터 일반적인 정보도 추출해낸다. 그래서 미래에 현실적으로 세부 사항은 다르지만 핵심적 요소가 공통되는 상황이 발생했을 때 저장된 정보를 이용할 수 있게끔 해준다. 일상생활로부터 추상적인 개념과 지식을 추출해내는 이와 같은 능력은 인간 지성의 본질이며, 그 덕분에 인간은 언제나 변화무쌍한 현실 속에서 문제를 해결해나갈 수 있는 것이다.

예를 들어 '침대'의 개념을 생각해보자. 사람들은 전 세계 어느 호텔에 가더라도 곧바로 침대를 알아볼 수 있다. 비록 그 침대를 이전에 본 적이 없다 해도. 우리가 어떤 특정한 침대의 모습은 물론이고 침대가 무엇인지 아는 것은 기억 부호화의 구조 때문이다. 나와 동료들은 실제로 생쥐에게서 이러한 단서를 발견했다. 우리는 실험을 하다가 우연히 해마의 뉴런 중 소수가 '둥지'의 추상적 개념에 반응을 보이는 것을 발견했다. 이들 세포는 모든 유형의 둥지에 활발하게 반응했다. 형태가 원형, 사각형, 삼각형이든, 재질이 면, 플라스틱, 나무든 가리지 않았다. 그런데 유리 조각 하나를 둥지에 놓아두자 더는 둥지에 반응하지 않았고, 세포들도 반응을 멈췄다. 우리는, 이들 세포가 특별한 물리적 특징(외양이나 형태, 재질 등)이 아니라 기능(둥지는 잠을 자러 들어가는 곳)에 반응한다고 결론을 내렸다.

뉴럴 클리크가 범주적이고 위계적으로 구성되어 있는 것은 아마도 기억을 부호화하는 것뿐만 아니라 해마 외부의 뇌 영역에서 다른 유형의 정보, 즉 감각 지각에서 의식적 사고를 처리하는 것을 나타내는 듯하다. 몇 가지 단서는 이 가설이 옳다는 것을 암시한다. 예를 들면 시각계를 연구하는 연구원들은 '얼굴'에 반응하는 뉴런을 발견했다. 이 뉴런은 인간의 얼굴은 물론이고 원숭이, 얼굴과 비슷한 형태의 나뭇잎에도 반응을 보였다. 어떤 연구원들은 얼굴에 속하는 부위들(눈, 코, 입 등)에만 반응하는 세포를 발견했다. 연구원들은 간질 환자의 세포 일부가 유명인의 사진에 반응해 발화율이 높아지는 것을 발견하기도 했다. 캘리포니아대학 로스앤젤레스캠퍼스(이하 UCLA로 표기)의 이차크 프라이드(Itzhak Fried)는 더욱 흥미진진한 사실을 관찰했다. 어느 환자의 해마에 있는 한 세포가 유독 여배우 할리 베리(Halle Berry)에게만 반응하는 것처럼 보였다(아마도 할리 베리 클리크 중 하나였나 보다!). 이러한 관찰들이 더해져 일반성에서 특수성으로 내려가는 위계적 정보처리 구성이 뇌 전체를 아우르는 일반적인 구성 원칙을 나타낸다는 개념에 힘을 실어주었다.

이진수 부호 11001

우리는 생쥐 연구를 이용해 서로 다른 뇌의 패턴을 비교하는 방법은 물론, 뇌에서 컴퓨터로 정보를 전달해주는 방법까지 찾아냈다. 행렬 역변환이라는 수학적 방법을 사용해 뉴럴 클리크들의 활동을 조합해 이진수 부호로 변화시킬수 있었는데 각 코딩 단위에서 1은 활성화 상태, 0은 비활성화 상태를 나타낸다. 예를 들면 지진에 대한 기억이 '11001'로 기록됐다면 첫 번째 1은 일반적 위험 클리크가 활성화된 상태를 나타내고, 두 번째 1은 운동 장애가 활성화되었음을 나타낸다. 첫 번째 0은 훅 하고 바람을 불어주는 행동이 없었다는것을, 두 번째 0은 엘리베이터 자유낙하가 일어나지 않았다는 것을 의미하고, 마지막 1은 지진 클리크가 활성화된 것을 나타낸다. 우리는 비슷한 이진 부호를 생쥐 네 마리의 뉴런 집단 활동에 적용했고, 어떤 사건이 일어났고 어디서일어났는지 99퍼센트 정확도로 예측할 수 있었다. 바꾸어 말하면, 이진 부호를 읽어내면 동물의 마음을 수학적으로 읽어내고 비교할 수 있다는 뜻이다.

이와 같은 뇌의 이진 코드를 이용하면 인지 연구에서 통합적인 틀을 만들수도 있다. 이는 심지어 종이 서로 다른 동물들 간에도 적용될 수 있다. 그리고 지체 현상이 없는 뇌와 기계 장치의 실시간 통신 개발에도 큰 도움이 될것이다. 예를 들어 우리는 지진을 경험한 생쥐의 뉴런 활동을 이진 코드로 변환하는 장치를 개발한 적이 있다. 이 코드를 통해 해치(뚜껑)를 열라는 지시를전달하면 흔들리는 상자 속의 동물들이 탈출할 수 있다. 신경 손상 환자들이컴퓨터 화면 속의 커서를 움직이거나, 원숭이의 운동 피질에 기록된 신호를이용해서 로봇 팔을 움직이는 장치가 이미 현실화되어 있다. 우리의 연구는이러한 기계 장치들이 새로운, 좀 더 직관적인 방식으로 코드 해석을 하는 데 도움이 될 것으로 믿는다. 뿐만 아니라, 뇌의 기억 코드 실시간 처리를 연구함으로써, 언젠가 기억 속의 정보를 컴퓨터로 다운로드해서 영구히 저장하는 것도 가능해질 것이다.

그리고 우리는 컴퓨터 엔지니어들과 함께 뇌의 기억 시스템의 구성에서 배운 점을 완전히 새로운 지적 컴퓨터와 네트워크 중심 시스템 설계에 적용하고 있다. 현재의 컴퓨터는 인간이 쉽게 할 수 있는 인지적 결정 문제에서 형편없는 성능을 보이기 때문이다. 이를테면 고교 동창인 친구가 20년 뒤에 수염을 기르고 나타나면 컴퓨터는 알아보지 못한다. 언젠가 지적 컴퓨터가 정교한 센서와 해마의 기억 코딩 유닛처럼 범주적·위계적 구조를 한 채 논리적 구조를 갖춘다면, 단지 흉내 내는 데 그치지 않고 아마도 인간이 지닌 복잡한 인지 문제 해결 능력을 능가하게 될 것이다.

나는 우리가 한 발견에서 여러 가지 흥미로운(그러면서 불안한) 철학적 가능성을 떠올릴 수 있었다. 우리의 기억과 감정, 지식, 상상을 1과 0으로 나타낼 수 있다면 우리의 정체성과 미래의 우리 삶에 어떤 의미가 될까. 5,000년 후에는 우리의 정신을 컴퓨터에 다운로드하고, 먼 곳을 여행하고, 영원히 네트워크에서 살 수 있을까?

2-5 할머니 뇌세포

로드리고 키안 키로가 · 이차크 프라이드 · 크리스토프 코흐

러시아의 천재 신경외과 의사 아카키 아카키비치에게 위압적이고 고집불통이었던 어머니에 대한 기억을 지우고 싶어 하는 한 환자가 찾아왔다. 아카키비치는 어쩔 수 없이 환자의 머리를 열고, 어머니와 관련된 뉴런 몇천 개를 하나하나 제거했다. 마취에서 깨어난 환자는 어머니에 대해 하나도 기억을 하지 못했다. 좋고 나쁘고와 관계없이 어머니에 대한 기억은 모두 사라졌다. 아카키비치는 성공을 기뻐하며 다음 단계로 '할머니'에 대한 기억과 관련된 세포를 찾아 나섰다.

물론 이 이야기는 허구다. 신경학자였던 제리 레트빈(Jerry Lettvin, 아카키비치와 달리 실제 인물이다)은 1969년 청중으로 모인 매사추세츠공과대학 학생들 앞에서 뉴런 약 1만 8,000개로 친척이나 타인, 우연히 마주친 대상 등의 특정한 경험이나 생각, 기억의 바탕을 형성할 수 있다는 도발적 개념을 설명했다. 레트빈이 이러한 대담한 가설이 옳다고 증명하거나 틀리다고 반증한 적은 없었다. 과학자들은 40년이 넘게, 대부분 장난삼아서이긴 했지만 '할머니 세포' 개념을 놓고 논쟁을 벌였다.

이처럼 뉴런이 아주 구체적 방식으로 기억을 저장한다는 개념은 윌리엄 제임스(William James)가 처음 생각했다. 그는 19세기 말 '교황 세포'가 우리의 의식에 존재한다고 생각했다. 이런 세포의 존재는 특정한 개인이나 사물에 대

72

한 인지는 몇백만 개에서 몇억 개의 신경 세포가 집단적으로 활동해 생기는 것이라는, 노벨상 수상자 찰스 셰링턴(Charles Sherrington)이 1940년 '100만 배의 민주주의(a millionfold democracy)'라고 불렀던 지배적인 견해에 반하는 것이었다. 이 경우, 하나의 개별적 신경 세포의 활동은 아무런 의미가 없다. 아주 많은 수의 뉴런이 협력해야만 의미를 생성한다.

신경학자들은 상대적으로 소수(몇천 혹은 그 이하)의 뉴런들이 특정한 개념을 저장하는지, 뇌 전체에 널리 분산된 몇억 개의 뉴런들이 그 역할을 하는지 계속해서 논쟁을 벌인다. 이 논쟁을 해결하려는 시도는 기억의 작용과 의식적 사고에 대한 새로운 이해로 이어졌는데 할리우드가 여기에 작은 도움을 주었다.

제니퍼 애니스턴 뉴런

몇 년 전, 지금은 하버드의대 교수가 된 가브리엘 크레이먼(Gabriel Kreiman)과 현재 프랑스 툴루즈에 있는 '뇌와 인지 연구센터' 연구원 라일라 레디(Leila Reddy)는 몇 가지 실험을 통해 한 환자의 해마(기억과 관련된 뇌의 영역)에서 몇십 명의 배우나 유명인, 장소나 동물에는 반응하지 않으면서 여배우 제니퍼 애니스턴(Jennifer Aniston)의 사진에만 강하게 반응하는 뉴런 하나를 발견했다. 또 다른 환자의 뉴런은 여배우 할리 베리의 사진에만 반응했다. 이 뉴런은 컴퓨터 화면에 쓰인 할리 베리의 이름에도 반응했지만, 다른 것에는 반응을 보이지 않았다. 또 어떤 뉴런은 오프라 윈프리(Oprah Winfrey)의 사진과 컴퓨터 화면에 나타난 이름, 그리고 컴퓨터 합성 목소리로 말하는 이름에 반응을 보였다. 루크 스카이워커(Luke Skywalker)의 사진과 이름, 이름을 읽는 음성에 반응을 보인 뉴런도 있었다.

간질 환자를 치료할 때 드물게 이와 비슷한 경우가 발생한다. 약물로 발작을 멈추지 못할 경우 수술을 해서 이들을 치료해야 한다. 의료진은 발작이 시작되는 지점, 즉 수술로 제거해야 할 부분을 정확하게 짚어낼 단서를 찾는다. 처음에는 몸에 칼을 대지 않는 방법, 즉 뇌 사진 촬영이나 임상적 단서, 환자의 두개골에 EEG* 기록 장치를 달아 병리학적 전기 활동(다수의 발작파를 동시에 발생시킨다)을 연구하는 것 등을 이용한다.

*'뇌전도 검사'.

하지만 이들 방법을 이용해 정확하게 간질 발생 지점을 찾아내지 못하면 신경외과 의사들은 전극을 두개골 안쪽에 심어 뇌의 활동을 며칠 동안 계속 모니터링해 발작을 분석한다.

때로 과학자들은 연구를 목적으로 환자에게 다양한 인지 활동을 수행하면서 뇌의 활동을 기록하는 데 참여해달라고 부탁한다. UCLA에서 우리는 유연한 전극과 마이크로와이어를 이용해 두개골 내부를 기록할 수 있는 독특한 기술을 이용했다. 이 기술은 필자 가운데 한 명인 프라이드가 개발했다. 프라이드는 간질 외과 프로그램(Epilepsy Surgery Program)을 이끌며, 캘리포니아 공과대학 코흐 팀과 영국 레스터대학 키안 키로가 연구실과 공동 연구를 진행한다. 이 기술은 깨어 있는 환자의 단일한 뉴런에서 나오는 신호를 한 번에 며칠 동안 직접 기록하는 놀라운 기회를 제공하며, 다양한 행동을 하는 동안의 뉴런 발화와, 환자가 노트북 컴퓨터의 영상을 보거나 회상을 하거나, 그 밖의 행동을 하는 동안 쉬지 않고 대화하는 모습을 모니터링함으로써 연구에 도움을 준다. 이 덕분에 우리는 제니퍼 애니스턴 뉴런을 발견했고, 무심결에 다시 레트빈이 불러일으켰던 논쟁을 시작했다.

다시 등장한 할머니 세포

제니퍼 애니스턴 뉴런 같은 신경 세포는 오랜 논란거리였던 할머니 세포와 같은 것인가? 이 질문에 답하려면 할머니 세포가 무엇인지 더욱 정확하게 정의해야 한다. 할머니 세포 가설의 극단적 경우를 생각해보면, 하나의 기억에 하나의 뉴런이 대응하는 것이다. 하지만 제니퍼 애니스턴과 관련된 단 하나의 뉴런을 찾을 수 있다는 것은 더 많은 뉴런이 관련되어 있다는 것을 강력하게 시사한다. 몇십억 개의 뉴런에서 단 하나의 뉴런을 찾을 가능성은 아주 적기 때문이다. 게다가 단일한 뉴런이 한 사람의 제니퍼 애니스턴에 대한 모든 기억을 책임지고 있어 사고나 병 때문에 그 기억이 손상되거나 파괴된다면, 제니퍼 애니스턴에 대한 모든 기억이 사라진다는 말인데 그런 일은 좀처럼 일어날 것 같지 않다.

조금 더 현실적으로 할머니 세포를 정의한다면 하나보다는 많은 뉴런이 한 기억에 관련된다고 가정할 수 있다. 이 가설은 그럴듯하지만 증명하기가 아주 어렵다. 뉴런이 제니퍼 애니스턴에게만 반응한다는 것을 증명하기 위해 모든 기억에 테스트를 할 수는 없다. 사실 그 반대 경우가 더 많다. 하나 이상의 기억에 반응하는 뉴런은 많이 볼 수 있다. 그러므로 어떤 뉴런이 한 사람에게만 반응한다고 해서 다른 기억에도 반응하는 경우가 없다고 배제할 수는 없다.

예를 들면 제니퍼 애니스턴 뉴런을 발견했던 날, 우리는 제니퍼 애니스턴 관련 사진을 이용해 실험을 계속했고, 이 뉴런이 리사 쿠드로(Lisa Kudrow)에게도 반응한다는 사실을 발견했다. 리사 쿠드로는 제니퍼 애니스턴과 함께 텔레비전 시리즈 〈프렌즈〉에 주연으로 출연해 스타덤에 올랐던 배우다. 루크 스카이워커에 반응했던 뉴런은 〈스타워즈〉에 나오는 제다이 전사 요다에게도 반응했다. 어떤 뉴런은 농구선수 두 명에 반응했고, 또 어떤 뉴런은 이 글의 필자 중 한 명(키안 키로가)에게, 그리고 UCLA의 환자와 함께했던 동료들에게 반응했다. 그 밖에도 이와 비슷한 경우가 많이 있었다. 그럼에도 누군가는 이들 뉴런이 더 넓은 범위의 기억에 반응하는 할머니 세포라고 주장할 수 있다. 즉 〈프렌즈〉에 출연했던 금발 여배우 두 명이나 〈스타워즈〉의 제다이들, 농구선수들, 환자와 실험했던 과학자들처럼 말이다. 이런 확장된 정의는 이들 뉴런이 할머니 세포인지, 아닌지에 대한 토론을 의미론적 문제로 바꾸어놓았다.

의미론에 대해 말하기 전에 우선 이른바 제니퍼 애니스턴 뉴런에서 중요한 측면 몇 가지를 집중적으로 살펴보자. 첫째, 각 세포의 반응은 아주 선택적이었다. 즉 유명인이나 정치인, 친인척, 기념물 등의 사진에서 아주 작은 부분에 반응했다. 둘째, 사진의 시각적 특징에는 무관심했으나 각 세포는 특정 개인이나 장소를 다양하게 표현했을 때도 반응했다. 실제로 동일한 인물을 촬영한 여러 가지 사진에 비슷한 반응을 보였다. 이름을 글씨나 목소리로 표현했을 때도 마찬가지였다. 마치 이렇게 말하는 것 같았다. "나는 제니퍼 애니스턴을 알아볼 수 있어. 어떻게 표현하는지는 중요하지 않아. 빨간 드레스를 입든, 옆모습을 보여주든, 이름을 쓰거나 음성으로 들려주든 말이야." 그렇다면 뉴런은 표현보다는 개념 자체(concept cell)에 반응하는 것으로 보인다. 그러므로 이들 뉴런을 할머니 세포보다는 개념 세포로 부르는 편이 훨씬 적절할 듯하다. 개념 세포는 때로 하나 이상의 개념에 반응하기도 한다. 하지만 그럴 경우 이들 개념 사이에는 밀접한 관련이 있는 경우가 많다.

다수의 개념에 하나의 코드

소수의 세포가 제니퍼 애니스턴 같은 특정 개념에 반응하는 방식을 이해하면, 우리 주위의 수많은 물건과 사람의 모습을 보고 저장하는 복잡한 뇌의 처리 과정을 알아내는 데 도움이 된다. 눈으로 받아들인 정보는 안구를 떠난 후 시신경을 따라 뒤통수에 있는 1차 시각 피질에 도달한다. 뉴런은 그곳에서 하나의 영상을 구성하는 아주 세세한 부분에 반응한다. 각 부분은 마치 디지털 영상의 화소처럼 혹은 프랑스 화가 조르주 쇠라(Georges Seurat)가 그린 점묘화를 구성하는 하나의 점처럼 보인다.

하나의 뉴런으로는 그러한 점이 얼굴의 일부인지, 찻잔의 일부인지, 에펠탑의 일부인지 알 수 없다. 각 세포는 일부를 구성하며 이들이 조합되어 〈그랑드자트 섬의 일요일 오후(Un dimanche après-midi à l'île de la Grande Jatte)〉 같은 미술 작품의 전체를 이룬다. 그림에 약간 변화가 생기면 세부 역시 일부가 바뀌고, 해당되는 뉴런들 역시 변화할 것이다.

　뇌는 감각 정보를 처리해야 사진 한 장보다 더 많은 장면을 볼 수 있다. 뇌는 사물을 인지하고 기존 지식과 통합해야 한다. 1차 시각 피질에서 어떤 영상으로 뉴런이 활성화하면 활성화 영역은 피질을 거쳐 전두엽 쪽으로 퍼져나간다. 이들 고차원 시각 영역에 있는 뉴런들은 얼굴 전체나 사물 전체에 반응하며, 세부 영역에는 반응하지 않는다. 이 고차원 뉴런만이 영상이 얼굴인지, 에펠탑인지 구별해준다. 그림에 약간 변화를 주어 위치를 바꾸거나 조명을 약간 바꾸면 전체적 특징이 변하겠지만 이들 뉴런은 세부 변화에는 그다지 신경 쓰지 않으며, 반응하는 대상 역시 거의 동일하다. 이를 시각의 불변성(visual invariance)이라고 한다.

　고차원 시각 영역에 있는 뉴런들은 내측두엽(해마와 주위의 피질)으로 정보를 보낸다. 내측두엽은 기억 기능과 관련이 있으며, 제니퍼 애니스턴 뉴런을 발견한 곳이기도 하다. 해마에 있는 뉴런의 반응은 고차원 시각 피질보다 훨씬 구체적이다. 이들 뉴런은 특정한 사람, 더 정확히 말하면 특정한 사람의 개념에 반응한다. 얼굴이나 그 밖의 신체적 특징뿐만 아니라 그 사람의 이름처럼 밀접하게 관련된 속성에도 반응한다.

　우리 연구에서는 한 가지 개념(기억)에 얼마나 많은 뉴런이 반응하는지 살펴보았다. 단 하나의 뉴런일지, 아니면 몇십, 몇천, 몇백만일지 질문을 던져야 했다. 바꾸어 말해 개념을 표현하는 데 뉴런이 얼마나 많이 있어야 할까 하는 질문이었다. 이 수치를 직접 측정할 수 없다는 사실은 분명했다. 주어진 영역에 있는 뉴런의 활동을 모두 기록할 수는 없기 때문이다. 당시 캘리포니아공과대학에서 필자 중 한 명(코흐)과 박사 과정을 밟고 있던 학생 스티븐 웨이두(Stephen Waydo)는 통계적 방법론을 사용해, 내측두엽에 있는 몇십억 뉴런 중 몇백만 개 이상이 특정한 한 개념에 반응할 것으로 예측했다. 하지만 우리 연구에서는 환자들이 평소에 친숙한 것을 대상으로 한 사진을 사용했기에 더 활발한 반응을 보였고 따라서 이러한 수치는 엄밀히 말해 최대값으로 봐야 했다. 한 가지 개념을 표현하는 데 필요한 세포의 수는 어쩌면 레트빈이 추정한 1만 8,000개의 10배나 100배 정도의 작은 값일지도 모른다.

이런 주장과는 반대로, 뇌가 개념을 소수의 뉴런으로 코드화하기보다는 수많은 뉴런에 개념들이 걸쳐 있다고 생각하는 한 가지 근거는 가능한 개념과 파생 개념들을 모두 나타낼 만한 뉴런이 충분하지 않을 수도 있다는 점이다. 예를 들어 할머니가 웃고 뜨개질하고 차를 마시고 버스를 기다리는 모습은 물론, 영국 여왕이 청중에게 인사하고, 어린 루크 스카이워커가 타투인 행성에 살거나 다스베이더와 싸우는 모습 등을 모두 담아낼 뇌세포가 우리에게 충분할까?

이 질문에 답하려면 먼저 보통 사람이 기억하는 개념이 실제로 약 1만 개가 채 되지 않는다는 것을 고려해야 한다. 그리고 이는 내측두엽을 구성하는 몇십억 개의 신경 세포와 비교해 많은 수가 아니다. 또한 개념이 아주 소수의 방식으로 매우 효과적으로 코드화되고 저장된다고 생각하는 데는 마땅한 근거가 있다. 내측두엽의 뉴런들은 동일한 개념이기만 하면 실례가 다르더라도 상관하지 않는다. 즉 루크가 앉아 있거나 서 있는 것은 중요하지 않다. 루크와 관련된 자극이 무엇인지에만 신경을 집중한다. 어떻게 표현되는지보다는 개념 자체에 반응하는 것이다. 개념이 추상적일수록 (루크의 모든 실제 모습에 반응하며) 하나의 뉴런이 코드화해야 하는 정보는 줄어들고 매우 선택적이 되어 제니퍼 애니스턴에는 반응하지 않고 루크에만 반응하게 된다.

웨이두가 수행했던 시뮬레이션 연구는 이러한 견해에 한층 주목하게 했다. 웨이두는 시각 처리 모델을 설계하면서 소프트웨어 기반 신경망을 구축해 제목을 붙이지 않은 비행기나 자동차, 모터바이크, 사람의 얼굴 등을 학습하게 했다. 이 소프트웨어의 학습은 누군가의 지시에 따른 것이 아니었다. 누구도 "이것은 비행기고, 저것은 자동차다"라고 말해주지 않았다. 엄청나게 다양한 이미지가 실제로는 소수의 사람이나 사물에 기반하고 있고, 우리가 내측두엽에서 발견한 것처럼 각각은 소수 뉴런의 부분집합으로 나타내진다는 가정을 이용해 스스로 이것을 알아내야 했다. 소프트웨어 시뮬레이션에서 나타난 이런 소수의 표현을 포함해, 신경망은 동일한 사람이나 물체가 매우 다양한 방식으로 표현되더라도 이들을 구별하는 법을 학습했다. 인간의 뇌가 기억을 기록하는 법과 비슷했다.

왜 개념 세포인가?

우리 연구는 뇌가 외부 세계를 어떻게 해석하고, 인지한 내용을 어떻게 기억으로 바꾸는지에 대한 질문과 밀접한 관계가 있다. 유명한 사례인 1953년

H. M.의 경우를 살펴보자. H. M.은 난치병인 간질에 시달렸다. 한 신경외과 의사는 발작을 멈추려고 온갖 방법을 시도하던 끝에 환자의 해마와 양쪽 인근 부위를 제거했다. 수술을 마친 H. M.은 여전히 사람과 사물을 알아보고 수술 전에 있었던 일들을 기억했지만, 예상치 못한 결과가 나타났다. 장기 기억을 더는 생성하지 못했다. 해마가 사라지자 그에게 일어나는 모든 일들이 망각 속으로 사라졌다. 2000년에 개봉한 영화 〈메멘토〉의 이야기는 비슷한 신경 질환을 겪는 한 인물을 중심으로 전개된다.

H. M.의 사례는 해마, 더 넓게는 내측두엽이 인지 과정에서는 필요하지 않지만 단기 기억(잠시 동안 기억하는 것)을 장기 기억(여러 시간, 며칠, 몇 년 동안 기억하는 것)으로 변환하는 데 결정적 역할을 한다는 것을 보여준다. 이를 근거로 우리는 이 영역에 있는 개념 세포가 우리가 인지한 것(입력된 감각이나 내적인 회상에 반응하는 것)을 나중에 대뇌 피질 영역에 저장되는 장기 기억으로 변환하는 데 결정적 역할을 한다고 주장했다. 우리가 발견한 제니퍼 애니스턴 뉴런은 여배우를 인지하거나 기억하는 데 필요하지는 않았지만, 애니스턴을 인식해 (나중에 그녀의 사진을 보며 기억을 할 때) 그녀와 관련된 새로운 연결과 기억이 생성되는 데 결정적 역할을 했다.

우리의 뇌는 소수의 개념 세포를 이용해 한 가지 대상에 대한 여러 가지 모습을 적은 수로 변함없이 표현하는 하나의 개념으로 나타낸다. 개념 세포의 작용은 우리가 어떻게 기억하는지 설명하는 데 많은 도움이 된다. 우리는 제니퍼 애니스턴과 루크 스카이워커의 모습을 떠올리지만, 그들의 얼굴을 구성하는 모든 것들을 기억하지는 않는다. 우리는 우리에게 일어난 일을 세세한 부분까지 기억해야 하는 것은 아니며 그러고 싶어 하지도 않는다.

중요한 것은 특정한 상황에서 우리와 관련된 사람과 개념의 요점을 파악하는 것이지, 수없이 많은 무의미한 세부를 기억하는 것이 아니다. 카페에서 우연히 아는 사람을 만났다면, 중요한 점은 이번 만남의 주요한 특징을 기억하는 것이지, 그 사람이 무엇을 입었고 무슨 말을 했는지, 혹은 카페에 있던 모르는 사람들의 외모가 어땠는지가 중요한 건 아니다. 개념 세포는 개인적으로 관련 있는 것에 반응하는 경우가 많다. 일반적으로 아는 사람이나 친숙한 물건과 관련된 사건은 잘 기억하지만 특별히 관련이 없는 것은 기억하려고 노력하지 않는다.

기억은 홀로 고립된 개념 이상의 무엇이다. 제니퍼 애니스턴에 대한 기억에는 그녀 혹은 그녀가 연기한 극중 인물과 관련된 여러 사건이 함께한다. 하나의 기억과 관련된 이야기를 완성하려면 서로 다르지만 연관성이 있는 개념이 존재해야 한다. 제니퍼 애니스턴은 소파에 앉아서 아이스크림을 퍼먹으며 〈프렌즈〉를 보던 기억과 관련이 있는 것이다.

두 개념이 관계가 있다면 하나의 개념을 코드화하는 뉴런들은 다른 개념을 코드화하는 뉴런에도 반응할 것이다. 이 가설은 뇌에 있는 뉴런들이 어떻게 연관성을 코드화하는지에 대한 생리학적 설명을 제공한다. 관련된 개념에 세포가 반응하는 경향은 일화적 기억(이를테면 카페에서 마주치는 동안 벌어졌던 일련의 사건들)이나 한 생각에서 다른 생각으로 저절로 이동하는 의식의 흐름을 생성하는 바탕이 된다. 제니퍼 애니스턴을 보고 제니퍼 애니스턴을 인지하게 되면 TV에 대한 기억이 떠오르고, 소파와 아이스크림 등 밑바닥에 잠재해 있던 〈프렌즈〉를 볼 때의 관련 기억이 나타난다. 유사한 과정을 통해 서로 다른 피질에 저장된 동일한 개념의 여러 측면(장미의 향, 형태, 색깔, 질감 등 혹은 제니퍼 애니스턴의 외모와 목소리)끼리 연결이 생성될 수 있다.

고차원 기억을 추상화해 저장하는 것은 분명히 장점이지만, 또한 우리는 왜 이런 개념의 표현이 내측두엽에 소수로 분포되어 있는지 질문할 수도 있다. 모델링 연구가 한 가지 답을 준다. 모델링 연구는 소수의 표현이 빠른 연상을 생성하는 데 필요하다는 것을 일관되게 보여준다.

기술적 세부 사항은 복잡하지만, 전체적 아이디어는 꽤 간단하다. 소수 표현의 반대인 분산된 표현으로 그 사람의 세세한 특징을 부호화하는 뉴런을 이용해 카페에서 마주친 사람을 표현한다고 생각해보자. 그리고 카페에 대한 분산적 표현도 생각해보자. 그 사람과 카페를 연결하려면 개별적 개념을 나타내는 서로 다른 부분 사이의 연결을 생성시키되 다른 부분과 뒤섞지 말아야 한다. 카페는 편안한 서점과 비슷하게 보이고 우리의 친구는 우리가 아는 다른 사람과 비슷하게 보이기 때문이다.

분산 네트워크를 이용해 이러한 연결을 생성하는 것은 아주 느리며, 기억이 뒤섞이게 할 수도 있다. 반면, 소수적 네트워크를 이용해 연결하는 것은 빠르고 쉽다. 소수의 뉴런이 양쪽 개념 모두에 반응하게 해 각각의 개념을 나타내는 세포 집단 사이에 연결을 생성하게만 하면 된다. 새로운 것을 추가해도 네트워크에 있는 다른 것에 심각한 영향을 미치지 않는다는 것은 소수적 표현의 또 다른 장점이다. 분산 네트워크로는 이러한 분리를 구현하기가 아주 어렵다. 새로운 개념을 추가하면 전체 네트워크의 경계선이 움직이기 때문이다.

개념 세포는 인지한 것을 기억에 연결한다. 개념 세포는 사람이나, 장소, 사물 등 세계를 구성하는 모든 의미 있는 개념인 의미론적 지식을 추상적이고 소수적으로 표현한다. 우리 삶의 사실과 사건에 관한 기억을 위한 블록을 쌓는다. 아름다운 코드화 체계 덕분에 우리의 마음은 중요하지 않은 무수한 세부는 제쳐두고 새로운 관련과 기억을 생성하는 데 사용할 의미를 추출할 수 있다. 개념 세포는 우리의 경험에서 보존할 만한 중요한 것을 코드화한다.

개념 세포는 레트빈이 상상했던 할머니 세포와는 많이 다르지만, 인간 인지 능력의 중요한 물질적 기반이 되고 생각과 기억의 하드웨어를 구성한다.

2-6 과거에 대한 느낌

잉페이 천

2001년 9월 11일, 엘리자베스 펠프스(Elizabeth A. Phelps)가 로어맨해튼에 있는 자신의 아파트를 나서니 한 남자가 3킬로미터 정도 떨어진 세계무역센터를 쳐다보고 있었다. 펠프스의 기억에 따르면 그는 위를 쳐다보며 "방금, 커다란 불구덩이를 봤어"라고 말했다. 그 남자는 펠프스에게 방금 대형 비행기가 고층 빌딩에 부딪치는 모습을 봤다고 했다. 펠프스는 끔찍한 사고가 일어났다고 생각하며, 오전 9시 전화 회의에 늦지 않도록 몇 블록 떨어진 회사를 향해 출발했다. 펠프스가 뉴욕대학 8층 사무실에 도착했을 때, 두 번째 제트기가 다른 건물과 충돌했고, 그 건물은 한 시간 후에 무너지고 말았다. 얼마 후 남아 있던 건물도 무너졌다.

수많은 미국인들은 펠프스처럼 그날에 대한 고통스런 기억이 있다. 사람들은 테러리스트의 공격 소식을 처음 들었을 때 어디에 있었고, 무엇을 하고 있었는지 그때의 충격과 공포를 아마 마음의 눈으로 떠올릴 수 있을 것이다. 하지만 실제로 일어났다고 느낀 9·11에 대한 기억은 오류투성이일 가능성이 높다. "아주 작은 부분까지 기억해요. 제 말이 맞다니까요. 하지만 데이터는 제가 틀렸다고 하는군요." 심리학자 펠프스는 말한다.

놀랍고 충격적인 사건에 대한 기억을 섬광 기억이라고 한다. 하버드대학 심리학자 로저 브라운(Roger Brown)과 제임스 쿨릭(James Kulik)이 1977년에 최초로 이를 기술했다. 정서적으로 강렬한 경험을 할 때 듣고 보고 느낀 것은 카메라 플래시가 켜질 때 찍은 사진처럼 정확히 기록된다는 것이다. 실제로 수많은 심리학과 신경과학 연구는 인간의 뇌가 기억을 저장하는 주요 영역을 활성화해 밀려오는 감정의 홍수에 반응하게 되어 있다고 밝힌다. 하지만 뇌의 기록은 원래 사건이 일어났던 순간을 오류 없이 재생산하지는 못한다.

펠프스와 동료들은 오랫동안 전국적으로 9·11에 대한 기억을 다룬 설문 조사 등을 실시했다. 그들은 이처럼 지난 25년간 수행한 연구에서 '섬광 기억'이 부적절한 용어임을 보여주었다. 강렬한 감정 상태에서 생성된 기억에는 상당한 왜곡이 일어난다. 하지만 역설적으로 그 기억이 너무나도 생생하므로 정확도가 높으리라는 근거 없는 자신감이 생긴다.

감정은 어떤 사건에 대한 기억을 강화하는 데 큰 도움을 주기도 하지만, 우리 기억의 특정 부분을 수정하고 날조하기도 한다. 이런 편향과 불완전함이 인간 뇌의 단점으로 보일지도 모른다. 하지만 전문가들은 우리의 정서적 기억이 살아남기 위한 중요 지식을 유지하는 데 결정적인 역할을 하며 대부분은 제대로 일을 한다고 지적한다. 대부분의 사람들은, 가장 감동적 경험에 대한 기록이 대부분 상당히 많이 수정된 기억이라는 사실을 망각한다. 기억에 관해서 우리는 생각보다 감정에 많이 휘둘린다.

여기를 보세요, 지금은 기억할 순간입니다

끝없이 일상의 경험이 이어지는 가운데 감정은 "여보세요. 지금은 기억할 만한 순간이에요!"라는 문구가 적힌 화려한 네온사인 같은 것이 된다. 그에 비하면 점심시간에 먹는 흔해빠진 샌드위치의 특징은 너무 초라해 그것에 대한 기억은 쓰레기통으로 사라진다. 하지만 감정은 오로지 가장 흥미로운 순간만을 기억하지 않도록 우리 기억을 조절한다. 연구원들은 이제 섬광 기억과 동일한 신경 메커니즘이 정서 경험과 밀접히 관련된 기억에 내재되어 있다고 생각한다. 실험실에서 사람들에게 사진이나 글을 보여주었을 때, 정서적 내용일수록 중립적 정보보다 더 잘 기억했다.

기억은 세 단계를 거치는 과정이다. 먼저 경험을 학습해 코드화한다. 그런 다음 여러 시간 혹은 며칠, 몇 달에 걸쳐 정보를 저장하거나 강화한다. 그리고 마지막으로 저장된 기억이 필요할 때 꺼내 보는 단계가 있다. 감정이 어떻게 이런 과정에 영향을 미치는지에 대한 통찰은 1980년대와 1990년대에, 지금은 뉴욕대학에 있는 조지프 르두(Joseph E. LeDoux)와 어빈 소재 캘리포니아대학 제임스 맥거프의 쥐를 대상으로 한 조건부 공포에 대한 반응 연구에서 나왔다. 이들의 연구는 뇌 깊숙한 곳에 있는 편도체가 공포에 대한 기억 향상 효과를 조절한다는 사실을 입증했다.

예를 들면 숲을 걷는데 갑자기 뱀이 보이면 편도체는 즉시 뱀의 위협에 반응한다고 듀크대학의 인지 신경과학자 케빈 라바(Kevin S. LaBar)는 설명한다. 편도체는 피질에 신호를 보내 시각과 인지 과정을 강화해 뱀이 실제로 있는지 확인하고 황급히 주의를 집중하게 한다. 그다음에는 편도체가 스트레스 호르몬을 배출해 심장이 뛰고 동공이 확장된다. 스트레스 호르몬은 기억을 코드화하는 해마에 자극을 주어 인지한 내용을 뉴런에 저장 혹은 강화하기 시작한다. 오랜 시간이 흐른 후 감각과 관련된 기억은 시각과 청각, 운동을 담당하는 피질로 이주하는 것으로 보인다. 나중에 뱀을 떠올릴 때는 편도체와 해마가 다시 기억의 감정적·감각적 속성을 일깨운다.

동일한 기본 메커니즘이 고도로 흥분되는 긍적적 사건에도 적용된다고 라바는 설명한다. 편도체 내부에서 벌어지는 활동은 단지 공포뿐만이 아니라 다양한 유형의 감정과 관련이 있다. 이를테면 라바와 동료들이 함께한 2010년 연구에서는 골수 농구팬의 뇌를 촬영했는데, 연구 대상자가 관전했던 경기의 흥분되는 장면을 기억하자 편도체와 해마가 밝게 나타났다. 게다가 정서적 글귀나 영상의 기억을 파헤쳤던 연구와는 달리 실제로 벌어지는 혈기 넘치는 농구 경기에 대한 기억은, 사회적 상호작용이 포함된 환경에 대한 기억과 관련된 사회적 인지 영역의 관심을 끈다고 라바는 지적했다. 또 다른 연구에서는 즐거운 기억이 뇌의 보상 시스템도 활성화한다는 결과가 나왔다. 정서적 기억 과정은 단지 뇌에 있는 소수의 주요 영역에 한정되지 않으며, "우리 생각보다 훨씬 복잡합니다"라고 라바는 말한다.

분명히 그릇된 기억

처음에는 정서적 경험이 중립적 기억보다 강하게 기억에 각인되긴 하지만, 시간이 흐르면서 현실과는 다르게 왜곡된다. 섬광 기억이 본질적으로 부정확하다는 첫 단서는 1986년 우주왕복선 챌린저호 폭발 뒤 실시된 조사에서 나왔다. 최근 분석에서는 9·11에 대한 이런 강렬한 기억을 특별한 점과 특별하지 않은 점으로 더 세부적으로 분류했다. 2001년 9월 12일 듀크대학 심리학자 제니퍼 탈라리코(Jennifer M. Talarico)와 데이비드 루빈(David C. Rubin)은 9·11에 대한 기억과 함께 그전 주말에 벌어졌던 생일 파티나 스터디 그룹 모임 등 평범하지만 중요한 사건에 대한 학생들의 기억을 조사했다. 이듬해에 실시한 재조사에서 두 사건에 대한 기억 모두 똑같이 정확도가 감소했다. 학생들은 자신들의 기억에 대해서 다양하게 정확도와 자신감을 보였지만, 9·11에 대한 기억만큼은 일상적 사건보다 훨씬 생생한 것으로 나타났다.

"그들은 훨씬 정확하다고 생각했어요." 현재 라파예트대학에 있는 탈라리코는 말한다. 다시 말해 섬광 기억의 독특한 점은 "훨씬 더 생생하다고 느끼고 정확도에 대한 자신감도 크다는 것입니다. 나는 'X'를 절대 잊지 않을 거야, 이런 느낌입니다"라고 탈라리코는 말한다.

전국적으로 9·11 기억에 대해 조사했던 프로젝트에서도 유사한 패턴이 나타났다. 펠프스와 뉴스쿨(New School for Social Research)의 심리학자 윌리엄 허스트(William Hirst)를 비롯한 동료들은 공습 일주일 후 뉴욕, 워싱턴 D. C.와 그 밖의 다섯 도시에서 자원자 3,000명을 대상으로 조사를 실시했다. 조사는 이듬해와 2011년 여름에도 반복해서 실시됐다(10년 치 데이터를 분석 중이다). 그들의 최초 보고서와 비교하면 9·11 이후 1년이 지났을 때 언제-어디서-어떻게 유형의 질문에 대한 참가자들의 정답율은 63퍼센트밖에 되지 않았다. 그 후로 해마다 정답률 감소폭이 줄어들기는 했지만, 참가자들은 "절대적으로 자신의 기억이 옳다고 확신합니다"라고 허스트는 말한다.

놀랍게도 사람들은 9·11 당시의 감정 상태를 표현하지 못했다. 1년이 지났을 뿐이지만, 겨우 42퍼센트만이 응답했다. 초기의 충격은 시간이 흐르면 슬픔이나 좌절로 바뀐다고 허스트는 설명한다. 우리는 "정서와 관련된 과거를 재구축합니다. 현재의 정서적 반응과 일관된 방식으로 말이죠."

조사에 참여한 사람들은 테러 사건의 중심적 사실, 즉 피랍된 비행기의 숫자나 충돌 지점 등에 대해 높은 정확도를 보였다. 방송을 시청하거나 다른 사람과 나누는 대화처럼 '사회적 기억 훈련'은 주요한 영향을 주었다. "기억은 우리가 살고 있는 사회적 배경과 무관하지 않습니다"라고 허스트는 말한다.

감정의 좁은 시야

세상에 대한 인간의 본능적 반응은 서로 다른 몇 가지 방법으로 뇌의 분류 체계에 영향을 미친다. 우선, 감정은 기억에 따라 선별적이다. 전문가들은 오래전부터 '무기 집중 효과(weapon focus effect)'라는 현상을 알고 있었다. 법정의 증인이 강도가 들고 있던 총은 자신 있게 증언할지 모르지만, 강도의 얼굴은 거의 기억하지 못한다는 것이다. 동일한 종류의 '터널 시야(tunnel vision)'를 관찰한 연구도 있다. 사람들은 똑같은 숲에서 본 다람쥐보다 뱀을 잘 기억한다. 뱀을 생생하게 기억한다 해도 배경이 되는 숲은 잊는 경우가 많다고 보스턴대학 인지 신경과학자 엘리자베스 켄싱어(Elizabeth A. Kensinger)는 말한다. "감정을 유발하는 대상(뱀)에 대한 기억은 실제로 배경에 대한 기억을 희생해서 얻는 것처럼 보입니다."

　그러한 거래는, 감정을 고양시키는 대상이 주목을 끄는 방식을 살펴보면 어느 정도 설명될 수 있다. 서던캘리포니아대학 심리학자 메라 매더(Mara Mather)는 무수히 많은 자극이 주목을 받으려고 경합을 벌인다고 말한다. 결국 그중에서 주목을 받는 경우는 밝게 빛나는 물체가 잔디밭을 가로지를 때처럼 놀라서 눈길을 끄는 경우 혹은 전화를 기다릴 때처럼 의식적으로 잡소리는 차단한 채 집중하는 경우일 것이다.

　감정은 자극이 주목을 가로채는 성질을 강화해 이러한 효과를 증폭한다고 매더는 믿는다. 따라서 정신을 지배하는 것이 무엇이든 기억 장치로 귀결된다. 이런 개념은 이와 반대되는 연구에서 감정적 광경을 보고 중립적 세부를 더 잘 기억하는 결과에 대해 설명해줄 수 있을 것이다. 어떤 사람을 지나치는데 거리에서 총소리가 들려온다고 하자. 매더의 이론에 따르면 총소리가 난 후에도 처음에 별 특징이 없던 사람은 기억이 나지 않을 것이다. 하지만 친구를 닮았기 때문에 그 남자의 모습을 상세하게 살폈다면 "총소리가 난 후에도 실제로 그 얼굴을 더 잘 기억할 것"이라고 매더는 말한다. 상황의 감정적 성격 때문에 사건과 아무런 상관없는 방관자가 일종의 부작용처럼 기억에 남게 된다. 실제로는 전혀 관련이 없다 해도.

　켄싱어는, 청혼을 받거나 상을 받는 등 긍정적이고 흥분을 고조하는 일이 유사한 균형 관계를 촉발한다고 주장하는 연구에 대해 말한다. 반면 2008년 켄싱어 연구팀이 발표한 기능적 자기공명영상(functional magnetic resonance imaging, 이하 fMRI로 표기)을 기반으로 한 연구에서 그녀는, 행복감을 주는 기억에서 보존되는 정보는 다른 유형일 수도 있다고 지적한다. 숲속에 무서운 뱀이 나타나는 이야기는 뇌의 감각 처리 영역을 가동시켜 뱀의 줄무늬를 선명하게 기억에 남기지만, 긍정적 흥분은 개념을 처리하는 전두엽 부분을 자극할 수도 있다는 것이다. 예를 들면 기억 훈련을 통해 돈다발이 주어졌을 때 돈이 어떻게 생겼는지 기억하는 것이 아니라, 돈을 어떻게 쓸지 행복한 생각을 하게 만들 수도 있을 것이다. "긍정적 정보와 부정적 정보는 동일한 해상도로 저장되는 것이 아닌 듯합니다"라고 퀜싱어는 말한다. 또한 일부 연구에 따르면 행복한 기억은 정확도와 자신감 측면에서 부정적인 기억보다 왜곡되기 쉬워 보인다.

감정적 사건에 대한 기억은 인성이나 나이에 따라 달라지기도 한다. 2010년 연구에서 퀜싱어와 동료들은, 일상에서 많은 불안을 느끼며 사는 사람은 감정에 따라 기억이 달라지는 현상(주요한 감정적 특징은 잘 기억하지만 중립적 배경에 대한 정보는 잘 기억하지 못한다)을 보이는 경우가 불안을 덜 느끼는 사람보다 많다는 사실을 발견했다. 나이 든 성인의 기억은 다른 식으로 편향되어 있다. 그들은 실제보다 더 긍정적으로 바뀐다. 매더와 그녀의 동료들이 2003년 연구에서 피자 조각에 바퀴벌레가 올라가 있는 사진부터 웃는 아이의 얼굴 사진까지 다양한 사진을 보여주었을 때, 나이 든 사람들은 행복한 사진을 선호했다. 나이 든 사람들이 정확하게 기억한 사진의 절반은 긍정적 사진이었고, 4분의 1보다 약간 많은 수는 부정적 사진(나머지는 중립적 사진)이었다. 이에 비해 젊은 참가자들의 경우는 긍정적 사진은 36퍼센트, 부정적 사진은 40퍼센트였다. 나이와 관련해 편도체의 위협 감지 능력이 떨어져서 그런 것 같지는 않다고 매더는 말한다. 그보다는 나이 든 사람들은 능동적으로 감정을 관리해 부정적인 데 주목하지 않기 때문인 것으로 보였다.

자면서 생각하기

감정적인 일을 겪고 난 뒤 뇌가 그 사건을 기억하는 데 큰 영향을 미치는 또 다른 요인이 존재한다는 단서가 많아지고 있다. 바로 잠이다. "뇌는 잠을 잘 때 어떻게든 간직해야 할 기억과 잊어야 할 기억을 평가하는 것으로 보입니다." 노터데임대학 인지 신경과학자 제시카 페인(Jessica D. Payne)의 말이다.

하지만 수면이 기억에 어떻게 관여하는가는 복잡한 문제다. 페인과 켄싱어 연구팀은 실험에 참가한 자원자들에게 다람쥐나 숲속의 뱀 같은 유형의 장면을 자세히 보게 한 다음, 사진 속 다양한 구성요소에 대해 30분 후에, 그리고 열두 시간 후에 얼마나 알아보는지 시험했다. 한 팀은 낮 시간 동안 시험을 진행했고, 두 번째 팀은 하룻밤 자고 나서 마지막 시험을 했다. 예상대로 사람들은 모두 중립적 광경보다는 감정적 광경을 더 잘 기억했다. 그리고 뱀을 잘 기억했지만 배경이 되는 숲은 잘 기억하지 못했다. 이런 선별성(selectivity)은 자고 난 뒤에 더욱 뚜렷해졌다고 페인은 말한다. 열두 시간 후에 테스트해보니 잠을 자지 않았던 사람들의 경우, 뱀을 둘러싼 전체적 광경에 대한 일부 기억이 왜곡되었지만, 잠을 잤던 사람들은 실제로 뱀은 잘 기억하되 숲은 잘 기억하지 못했다. 하지만 다람쥐처럼 비감정적 사진에 대해서는 잠을 자도 기억력이 향상되지 않았다. 페인은 "수면은 감정적 측면만 선별적으로 저장한다"고 설명한다.

캘리포니아대학 버클리캠퍼스의 신경과학자 매슈 워커(Matthew P. Walker)는 수면이 아픈 경험의 날이 선 기억을 진정시키는 데도 도움이 된다는 흥미로운 가설을 연구 중이다. 특히, 워커는 여러 연구에서 급속 안구 운동(rapid eye movement, REM, 이하 렘으로 표기)을 하는 동안 해마와 편도체가 재가동되지만 흥분을 유발하는 스트레스 호르몬(특히 노르아드레날린)은 억제된다는 사실을 지적한다. 그런 스트레스 호르몬이 없으면 뇌가 안전하게 느끼는 환경에서 감정적 기억을 처리할 수 있다. 수면 중에 뇌는 "감정적 분위기를 하나씩 벗겨내며" 괴로운 사건의 정보에 대한 기억을 강화한다는 게 그의 이론이다.

그런 메커니즘이 실패한다면 불안으로 고통을 겪거나 악몽이 되풀이되고 외상 후 스트레스 장애가 오게 된다고 워커는 말한다. 그는 연구실에서 실시한 실험을 통해, 이런 장애를 겪는 사람이나 우울증 환자에게 흔히 나타나는 것처럼 습관적으로 잠을 깊이 자지 못하는 사람에겐 기억이 왜곡되어 영원히 우울증이 지속될 수도 있다는 의견을 제시했다.

융통성 있는 기억

우리의 가장 소중한 기억이 진실이 아닐 수도 있다는 사실을 어떻게 이해해야 할까? 전문가들은 일반적으로 이들 기억에는 진실의 일면이 담겨 있다고 주저하지 않고 대답한다. "우리의 기억은 하루하루 살아가기에 충분합니다"라고 허스트는 말한다. 그는 인간의 역사에서 녹음기나 문서로 남긴 참고 자료가 존재하지 않았을 때에도 기억의 정확성이 문제가 된 경우는 없었다고 지적했다. 그러나 또한 인간의 기억은 법정에서 믿을 만한 증언으로 쓰기에는 충분하지 않을 수 있다고 말한다. 사소한 부분에서 큰 문제가 생길 수도 있기 때문이다. 은행 강도 용의자가 혼다를 타고 갔는지 혹은 토요타 SUV를 타고 갔는지 등의 중요한 문제에서 순간의 세세한 기억은 가변적일 수 있다. 감정적으로 고통스런 사건에 대한 사람들 기억이 언제 어디서 문제가 생기는지 명확하게 정의해야 할 때 심리학자들은 어려움을 겪는다고 펠프스는 말한다. 그녀의 팀은 그런 목적을 위한 미발표 결과를 가지고 있다. 그 결과에서 사람들은 감정적 사건에 대한 장소와 시간을 다른 측면(이를테면 그에 대해 처음 말한 사람은 누구인가 등)보다 더 정확하게 기억한다.

더욱이 알 수 없는 것은, 감정이 기억에 그토록 대단하면서도 그릇된 자신감을 심어주는 이유가 무엇인가 하는 점이다. "사람들 기억이 잘못됐다고 설득할 수도 없습니다"라고 펠프스는 말한다. 보통 지극히 평범한 기억에 대해 확신하는 경우 대개 옳다. 하지만 감정적 사건에 대해 몇 가지 중심적이고 올바른 사실을 생생하게 기억한다면, 그것은 모든 경우에 들어맞는 잘못된 인상을 불러일으키는 것처럼 보인다고 펠프스는 말한다.

이런 단절의 이유는 무엇일까? 자신감이 커지면 미래의 유사한 위기 상황에 더 신속하게 대처할 수 있다는 것이 펠프스의 이론이다. 사람들은 9·11을 잘 알고 있기 때문에, 비행기가 당신이 있는 고층 빌딩으로 날아온다면 "당장 나가려고 하겠지요"라고 펠프스는 지적한다.

전문가들은 인간의 기억이 정적이고 충실한 과거의 기록을 제공하기보다는 불확실한 미래에 대처하는 데 도움을 주려고 진화했다고 믿는다. 융통성 있는 기억에는 큰 장점이 있다. 펠프스는 "필요에 따라 더할 수도 있고 바꿀 수도 있습니다"라고 말한다. 이런 유연성 덕분에 우리의 뇌는 학습한 내용을 재구성하고, 개념과 경험을 일반화하고, 새로운 아이디어에 대한 영감을 받을 수 있다.

기억을 다시 만들기

그럼에도 때로는 유연한 학습의 이점이 무엇인지 정확한 이유를 듣고 싶을 수도 있다. 기억이 애당초 가장 감정적 측면에 집중한다는 것을 깨닫는다면 그런 편향을 상쇄하기 위해 집중하는 범위를 넓힐 수도 있다. "노력을 통해 중요할 수도 있는 비감정적인 것에 집중하기도 합니다." 경찰관은 범죄 현장을 조사하기 위해 그러한 전략에 따라 훈련받는다. 펠프스에 따르면 강력반 형사는 모델에서 시체를 발견해도 시체만 조사하는 것이 아니라 시체에 대한 감정적 반응을 통제해 침대 주위나 화장실에 단서가 있는지 주의 깊게 살핀다.

부정적 뉘앙스를 줄이면서 감정 기억의 정확도도 높일 만한 또 다른 방법은 좋지 않은 상황을 긍정적으로 해석하는 것으로, 인지 재검토 기법이라고 한다. 라바와 현재 보스턴대학 심리학자인 재스밋 판누 헤이스(Jasmeet Pannu

Hayes)는 동료들과 함께 수행한 연구를 2010년 발표했다. 이 연구에서 그들은 참가자의 뇌를 촬영하면서 도중에 고통스런 광경을 보면 감정적 반응을 억제하거나 평소보다 호의적으로 평가해달라고 요청했다. 부상당한 사람이 병원 침상에 있는 모습을 보면 잘 돌봐주었을 때 치유가 될 거라고 생각해달라는 말이었다. 불쾌한 사진을 보여주었을 때 억제를 요청한 그룹에 비해 재평가를 부탁한 그룹이 감정적으로 적게 고통받았고 2주 후에도 사진을 잘 기억했다. 재평가 그룹에서는 해마가 '이중으로 고통스런' 자극을 받았다고 라바는 말한다. 그중 첫 번째는 재평가 절차에서 억제됐음에도 부정적인 광경에 대한 편도체의 반응에서 온 것이다. 두 번째는 좌측 하부 전전두엽 피질(left inferior prefrontal cortex)에서 왔는데 이것은 정보처리를 도와주었고 재평가 그룹에서 왕성한 활동성을 나타냈다(대조군에서 해마는 뇌의 다른 영역과 교류가 적었고 결과적으로 장면을 많이 기억하지도 못했다).

고통스런 상황에서 긍정적으로 사고하는 전략을 이용해 "감정적 흥분은 줄어들고 더 많이 기억할 수 있었다"고 라바는 말한다. 재평가는 다양한 심리학적 장애에 대한 인지 행동 치료의 기본이다.

우리의 감정 기억을 개선할 가능성이 얼마나 될지 흥미롭다. 하지만 시간이 흐르면 인간의 기억은 필연적으로 약해지고 희미해진다. 사회에서는 이런 덧없음을 보상하려고 기념일과 기념비를 만들어 사랑하는 이들에 대한 기억을 되살리고, 녹화 장치나 휴대폰 카메라를 발명해 잊히지 않으려는 노력을 한다.

3

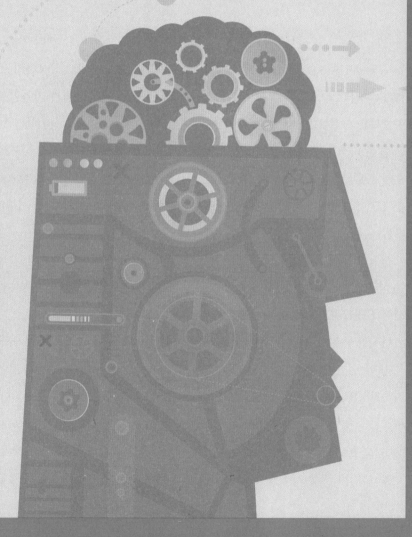

학습과 기억

총명한 생쥐 만들기

조 첸

과학자가 되기로 결심했을 때 내가 〈레이트 쇼 위드 데이비드 레터맨(Late Show with David Letterman)〉에 소재를 제공하게 될 줄은 꿈에도 상상하지 못했다. 하지만 동료들과 함께 생쥐의 유전자를 조작해 학습 능력과 기억력을 향상시킨 사실을 발표한 뒤, TV를 켜자 내 연구 결과가 레터맨 쇼의 악명 높은 톱텐 리스트 주제로 나오고 있었다. 레터맨은 '천재 생쥐가 쓴 기말 레포트 주제 톱텐'을 소재로 농담을 하고 있었다(가장 재미있었던 건 '생쥐의 진주만 기습: 끈끈이 덫이 발명된 날'과 '쥐덫을 극복하는 법: 그냥 아주아주 빨리 치즈를 꺼내온다'였다).

생쥐 연구는 하루아침에 유명해졌다. '영리한' 생쥐가 멍청한 인간들이 놓은 허술한 쥐덫을 농락한다는 농담이 담긴 메일이 쏟아졌다. 사람들이 똑똑한 생쥐를 친근하게 여기는 바람에 웃음의 소재로 쓰이는 듯했다.

하지만 우리가 기발한 쥐덫 제조 사업에 뛰어든 것은 아니었다. 우리 연구는 몇십 년 동안 이어진 '인간이 학습할 때 뇌에서는 정확히 무슨 일이 벌어지는가' 그리고 '기억은 무엇으로 이루어지는가'에 대한 탐구의 일환이었다. 우리는 똑똑한 생쥐(TV 드라마 〈천재 소년 두기〉에 나오는 천재 소년의 이름을 따서 두기라고 불렀다)를 만들어 학습과 기억의 메커니즘에 관한 50년 전 이론을 입증했고, 기억 형성 과정에서 특정한 분자가 담당하는 중심적 역할을 설명했다. 그 분자는 언젠가 알츠하이머병 같은 뇌 질환을 치료하는 약물이나, 어쩌면 정상인의 학습 능력이나 기억력을 향상시키는 약물에 관한 목표가 될 수도 있다.

학습이나 기억이 분자를 기반으로 한다는 사실을 이해하는 것은 매우 중요하다. 학습과 기억은 대부분 우리가 어떤 사람인지 결정해주기 때문이다. 한 인간을 정의하는 것은 표정이나 외모가 아니라 기억이다. 주위에 알츠하이머병 환자를 둔 사람들은 너무나도 잘 이해할 것이다. 게다가 학습과 기억은 개인 차원을 넘어 여러 세대에 문화와 문명을 전한다. 학습과 기억은 행동과 문화, 사회 발전의 동력이 되는 주요한 힘이다.

학습과 기억의 기초

인간의 뇌에는 약 1,000억 개의 신경 세포, 즉 뉴런이 연결되어 네트워크를 구성하며 기억이나 지성, 감성, 인성 등 다양한 정신적·인지적 속성을 만들어 낸다. 1949년 캐나다 심리학자 도널드 헵이, 기억이 뇌에서 어떻게 생성되고 저장되는지 간단하지만 심오한 개념을 제시하면서 학습과 기억의 분자 메커니즘과 유전자 메커니즘을 이해하기 위한 기반이 확립되었다. 헵은 연결된 뉴런 두 개가 동시에 활성화되어 시냅스를 강화할 때 기억이 생성된다고 주장했고, 현재 이 주장은 헵의 법칙으로 알려져 있다. 시냅스는 신경 세포 두 개가 접촉하는 곳이다. 시냅스에서 정보는 신경전달물질이라는 화학물질 형태로 시냅스전(presynaptic) 세포에서 시냅스후(postsynaptic) 세포로 흘러간다.

1973년 오슬로대학 페르 안데르센 연구실의 티모시 블리스(Timothy V. P. Bliss)와 테르에 뢰모(Terje Lømo)는 헵의 이론을 입증하는 실험 모델을 발견했다. 일련의 고주파 전기 펄스가 해마('말의 머리를 한 괴물'이라는 그리스어에서 유래했다)라는 어울리는 이름이 붙은, 말처럼 생긴 부위에 있는 일련의 신경세포를 자극하자 연결이 더 강화됐다. 시냅스 강화, 즉 장기 강화(LTP)라는 현상은 몇 시간, 며칠, 혹은 몇 주까지도 지속될 수 있다. LTP가 해마에서 발견된다는 사실은 매우 흥미롭다. 해마가 인간과 동물 모두의 기억 생성에 결정적 역할을 하기 때문이다.

이후 브라운대학 하워드휴스의학연구소의 마크 베어(Mark F. Bear)를 비롯한 과학자들은 동일한 경로에 저주파 자극을 가했을 때 그 부분의 연결이 장기적으로 감소한다는 사실을 보여주었다. 이러한 감소 역시 장기적으로 지속되며 장기 억압(long-term depression, 이하 LTD로 표기)이라고 한다. 하지만 이것은 의학계에서 말하는 우울증(depression)과는 아무런 관계가 없다.

LTP나 LTD 같은 과정을 통한 시냅스 연결의 강화나 억압은 뇌에 있는 정보의 저장이나 삭제에 있어 가장 가능성 높은 메커니즘이 되었다. 현재 LTP와 LTD는 매우 다양한 형태로 존재한다고 알려져 있다. 이 현상들은 해마 외에도 신피질(회백질), 감정과 관계가 있는 편도체에서도 일어난다.

이런 형태로 시냅스의 변화와 유연성을 제어하는 분자 기계는 무엇일까? 영국 브리스틀대학 그레이엄 콜린그리지(Graham L. Collingridge), 캘리포니아대학 샌프란시스코캠퍼스 로저 니콜(Roger A. Nicoll), 스탠퍼드대학 로버트 말렌카(Robert C. Malenka), 캘리포니아대학 어바인캠퍼스 게리 린치(Gary S. Lynch) 등은 1980년대와 1990년대에 수행한 연구에서 이런 변화들이 하나의 분자 유형에 의존한다는 사실을 발견했다. 이들은 LTP와 LTD의 주요 형태가 일어나려면 시냅스후 뉴런의 세포막에 있는 이른바 NMDA 수용체가 필요하다는 사실을 보여주었다.

NMDA 수용체는 아주 작은 구멍으로, 과학자들 대다수는 칼슘 이온이 뉴런으로 들어오는 것을 통제하는 네 가지 단백질 하부단위로 구성되어 있다고 생각한다(NMDA 수용체의 이름은 *N*-methyl-D-aspartate에서 파생된 것으로, NMDA는 NMDA 수용체와 결합하는 인공 화합물이다). 이 수용체는 헵의 학습 법칙에서 말한 시냅스 변화를 일으키는 역할을 할 법한 가장 완벽한 후보다. 이들이 신경전달물질 글루탐산염과 막탈분극(membrane depolarization)의 전기적 변화를 결합하려면 두 가지 개별적 신호가 필요하기 때문이다. 그러므로 NMDA 수용체는 '우연 탐지기(coincidence detectors)' 역할을 수행하는 이상적 분자 교환기가 되어 뇌가 두 사건의 관계를 형성하는 것을 돕는다.

LTP와 LTD가 NMDA 수용체에 의존한다 해도 LTP와 LTD 같은 과정을 학습과 기억에 관련짓는 것은 과학자들이 원래 생각했던 것보다 어려웠다. 에든버러대학의 리처드 모리스는 동료들과 함께 NMDA 수용체의 기능을 방지하는 약물을 쥐의 뇌에 투입해서 관찰했다. 이 쥐는 다른 쥐와 마찬가지로 '모리스 수중 미로(Morris water maze)'라는 테스트를 통과하지 못했다. 이러한 발견은 학습과 기억에서의 LTP의 역할을 예측한 것과 대부분 일치한다. 약물은 대개 감각, 운동, 행동 장애를 유발했으며 이는 약물이 효험과 독성 사이에 미묘한 경계를 가리킨다는 것을 의미했다.

MIT 도네가와 스스무 연구실에서 연구할 때 나는 한 걸음 더 깊이 들어가 새로운 유전 기술 개발을 통해 NMDA 수용체가 학습과 기억에서 어떤 역할을 하는지 연구했다. 이 기술은 이른바 특정 유전자를 선택적으로 비활성화했던 '녹 아웃 생쥐' 실험에 사용된 방법을 개선한 것이다. 일반적 녹 아웃 생쥐에게는 모든 세포와 조직의 특정 유전자가 결여되어 있다. 과학자들은 그러한 동물의 건강과 행동을 연구해 그 유전자의 기능을 추론할 수 있다.

하지만 여러 형태의 녹 아웃 생쥐는 태어나거나 태어나기 전에 죽었는데, 그들에게 없는 유전자가 정상적 성장에 필요하기 때문이었다. NMDA 수용체의 다양한 하부단위를 코드화하는 유전자도 이와 비슷하게 성장에 필수적 요소여서, NMDA 수용체가 없는 녹 아웃 생쥐는 보통 새끼 시절에 죽었다. 그래서 나는 뇌의 특별한 영역에서만 NMDA 수용체의 하부단위를 삭제하는 방법을 고안했다.

녹 아웃 생쥐 얻어내기

나는 새로운 기술을 사용해 해마의 CA1 부위에 있는 NMDA 수용체의 중요한 하부단위인 NR1이 없는 생쥐를 만들었다. 우리가 CA1의 유전자를 건드린 것은 행운이었다. 그 부위는 대부분의 LTP와 LTD 연구에서 다루는 곳이었고 그 부분에 뇌 손상을 당한 환자들에게 기억력 손상이 있었기 때문이었다.

MIT의 매슈 윌슨(Matthew A. Wilson), 파트리시오 위에르타(Patricio T. Huerta), 토머스 맥휴(Thomas J. McHugh), 케네스 블룸(Kenneth I. Blum) 등과 협력하면서 나는 녹 아웃 생쥐가 뇌의 CA1 부위에서 신경 연결의 강도를 바꿀 능력을 상실했다는 것을 발견했다. 이 생쥐들은 공간 표상 능력에 문제가 있어 보였고, 공간 기억도 형편없었으며, 수중 미로에서 가야 할 길을 기억하지 못했다. 프린스턴대학의 내 연구실에서 나온 최근 연구에 따르면 비공간 기억 능력에도 문제가 있는 것으로 나타났다.

이들 실험이 NMDA 수용체가 기억에 중대한 영향을 미친다는 가설을 뒷받침하고는 있지만 여전히 완벽하지는 않다. 이를테면 수용체의 기능을 막으려고 사용한 약물은 NMDA 수용체 말고 다른 분자에 영향을 미쳤을 수도 있다. 그리고 녹 아웃 생쥐가 기억에 손상을 입은 것은 다른 요인, 즉 LTP/LTD 손상과는 무관한 예상치 못한 이상 때문일 수도 있다.

나는 이런 우려를 해결하려고 생쥐의 NMDA 수용체 기능을 향상시키면 동물의 학습과 기억 능력이 커지는지 보기로 했다. 만일 그렇게 된다면 앞선 실험과 함께 NMDA 수용체가 기억을 처리하는 데 중심 역할을 한다는 것이 사실이라고 말해주는 결과가 될 것이다.

이번에는 NMDA 수용체의 다른 부분, 하부단위 NR2A와 NR2B에 집중했다. 과학자들은 새나 설치류, 영장류처럼 다양한 동물의 NMDA 수용체는 성체보다는 어린 개체일수록 더 오래 열려 있다는 사실을 알았다. 우리 팀을 포함한 일부 연구원들은 그런 차이가 어린 동물이 나이 든 동물보다 더 빨리 배우고 더 오래 기억하는 현상을 설명할 수도 있다고 생각한다.

나이가 들어감에 따라 개체들은 NR2B 하부단위를 포함한 NMDA 수용체 생산에서 NR2A 하부단위를 포함한 NMDA 수용체 생산으로 변화하기 시작한다. 연구 결과에 따르면 NR2B 하부단위를 포함한 수용체가 NR2A를 포함한 수용체보다 더 오래 열려 있었다. 나이가 들면서 생긴 변화는 성인이 새로운 정보를 받아들이기 어려워하는 현상의 근거가 될 수 있을 것 같았다.

그래서 나는 NR2B 생산을 지시하는 유전자를 복사해, 성인 뇌에서 단백질을 생산하는 유전자의 능력 향상에 스위치 역할을 하는 DNA의 특별한 부분과 연결했다. 나는 이 유전자를 수정된 생쥐의 난자에 주입했고, 유전자는 염색체와 통합되어 NR2B 유전자가 하나 더 많게 조작된 생쥐를 생산했다.

MIT의 뤼궈송(Liu Guosong)과 워싱턴대학의 줘민(Zhuo Min), 우리 동료들과 나는 함께 연구하며 유전자 조작 생쥐에서 나온 NMDA 수용체는 대략 230밀리초 동안 열려 있다는 사실을 발견했다. 이는 보통 생쥐의 거의 2배에 가까운 시간이다. 또한 어른 생쥐의 해마에 있는 뉴런은 동일한 나이의 보통 생쥐보다 시냅스 연결을 강하게 할 수 있었다. 사실, 어린 생쥐의 시냅스 연결과 비슷한 정도였다.

영리한 생쥐는 무엇을 할 수 있나

그런 다음 탕야핑(Tang Ya-Ping)을 비롯한 우리 연구실 사람들은 우리가 두기라고 불렀던 생쥐의 학습 능력과 기억 능력을 평가하기 시작했다. 먼저 우리는 기억의 가장 기본적 측면인 사물 인식 능력을 테스트했다. 생쥐 두기를 개방된 상자에 집어넣고 5분 동안 두 개의 사물을 살펴보게 했다. 며칠 뒤 우리는 하나의 사물을 새로운 것으로 바꾸고 생쥐를 상자에 집어넣었다. 유전자가 조작된 생쥐는 과거의 사물을 기억했기 때문에 낯선 사물만 살펴보았다. 그러나 일반 생쥐는 두 개의 사물을 같은 시간을 들여서 살펴보았고, 이는 과거에 보았던 사물이 낯선 사물보다 눈에 익지 않았다는 것을 뜻했다. 시간을 달리해 테스트를 반복한 결과 유전자가 조작된 생쥐가 일반 생쥐보다 사물을 기억하는 시간이 4~5배 길었다.

두 번째 단계 테스트에서 탕과 나는 특정 유형의 방에 보내거나 소리를 들려주면서 생쥐의 발에 작은 충격을 주었다. 두기는 보통 생쥐보다 공포에 휩싸여 꼼짝하지 못하는 상태가 되는 경우가 많았는데 이는 두기가 방에 가두거나 소리를 들려줄 때 느끼는 공포를 며칠 뒤에도 기억한다는 의미였다. 이 테스트는 두기가 기억력이 좋다는 것을 말했다. 그런데 학습 속도도 빠를까?

학습과 기억은 점진적이고 연속적인 동일한 과정을 나타내는 다양한 단계로 대개 각 단계를 구별하기가 쉽지 않다. 기억이 없다면 학습을 측정할 수 없다. 학습이 없다면 평가될 어떤 기억도 존재하지 않는다. 유전자 변형이 두기가 학습하는 데 도움이 되었는지 밝히기 위해 공포 소멸 학습(fear-extinction learning)이라는 전통적 행동 실험 패러다임을 적용했다.

우리는 공포 소멸 테스트에서 충격의 방 실험에서 했던 것처럼 생쥐를 훈련했다. 그런 다음 공포를 유발하는 환경에 다시 보내어 발에 충격을 주지는 않으면서 이를 반복했다. 대부분의 생쥐는 다섯 번 정도 반복하자 충격의 방과 충격을 받는 것 사이의 관계를 잊었다. 두기는 두 번 만에 두려워하지 않아도 된다는 것을 알았다. 소리 실험에서도 두기는 보통 생쥐보다 빠르게 학습했다.

마지막 행동 테스트는 모리스 수중 미로로, 이 테스트에서는 생쥐가 실험실 벽에서 보이는 시각적 단서를 이용해 뿌연 물이 담겨 바닥이 보이지 않는 수조에서 반쯤 잠긴 발판의 위치를 찾아야 했다. 약간 복잡해 보이지만, 이 테스트에는 많은 인지적 요소가 포함된다. 분석 능력, 학습과 기억, 전략 수립 능력까지 필요하다. 이번에도 유전자 조작 생쥐가 보통 생쥐보다 더 좋은 성적을 거두었다.

두기를 대상으로 한 우리의 실험은 헵의 법칙에서 예측한 바가 옳다는 것을 명백히 보여준다. 또한 이는 NMDA 수용체가 학습과 기억의 여러 형태를 제어하는 마스터 스위치라는 의미이기도 하다.

비록 실험에서는 NMDA 수용체가 다양한 형태의 학습과 기억 과정에서 중심적 역할을 한다는 것을 볼 수 있었지만, 다른 분자 역시 관련이 있을 수 있다. 앞으로 학습과 기억에 기여하는 많은 분자를 찾아낼 수도 있다.

우리의 결과를 발표한 후 만나는 사람마다 유전자 조작으로 아이들을 영리하게 하거나 머리가 좋아지게 하는 알약이 곧 나오느냐고 물었다. 간단히 말하자면 아니다. 우리가 그걸 원하기는 할까?

사전의 전통적 정의와 실험생물학자들에 따르면, 지능이란 '문제 해결 능력'이다. 학습과 기억이 지능의 중요한 부분이긴 하지만 지능은 추론, 분석 능력을 비롯해 이전에 학습한 정보를 일반화하는 능력 등 다른 많은 요인이 포함되는 복잡한 특질이다. 많은 동물은 다양한 형태의 문제를 학습하고 기억하고 일반화하고 해결해야 한다. 이를테면 영역 싸움을 해결하고, 원인과 결과를 예측하고, 위험에서 벗어나고, 먹으면 안 되는 먹이를 피해야 하는 등의 문제이다. 인간 역시 다양한 유형의 지능을 가지고 있다. 수학을 잘할 수도 있고, 뛰어난 사업가가 되거나 위대한 농구선수가 될 수도 있다.

학습과 기억이 문제 해결의 기본적 구성요소기 때문에 학습 능력과 기억력을 향상시키면 지능이 좋아진다는 사실이 그다지 놀라운 것은 아니다. 하지만 지능의 유형이 다양하다는 것은 향상의 유형이나 정도가 특정한 일과 관련된 학습 능력과 기억력에 따라 크게 달라진다는 의미다. 예를 들면 사물을 잘 인지해 실험실의 수중 미로 문제를 해결하는 능력이 뛰어난 동물은 야생에서 이리저리 돌아다니며 쉽게 먹이를 찾을 것이다. 또한 맹수들도 잘 피해 다니고 덫을 피하는 방법을 빠르게 학습할지도 모른다. 하지만 유전자 조작으로는 절대 생쥐를 피아노 천재로 만들 수 없다.

일부 유전자 조작으로 학습과 기억 능력 전체에 뚜렷한 차이가 나타난 것은, NR2B가 나이와 관련된 다양한 기억 장애 치료를 위한 신약 개발에서 목표가 될 가능성이 있음을 의미한다. 육체는 건강하지만 나이가 들면서 치매로 뇌가 손상되기 시작하는 사람이 있는데, NR2B 분자의 활동이나 양을 늘려 이런 환자의 기억력을 향상시킬 화학물질을 찾아보는 것은 바로 응용해볼 수 있는 방법이다. 그런 약이 있다면 알츠하이머병에 걸린 환자와 초기 치매로 기억력이 약간 손상된 환자의 기억력을 향상시킬 수도 있다. 그 이유는 세포의 NR2B 활동을 조절하고 향상시키면 아직 남아 있는 건강한 뉴런의 기억 능력을 키울 수 있기 때문이다. 물론 그러한 화합물을 만드는 데는 최소 10여 년 이상 걸리며, 많은 불확실성이 존재한다. NR2B의 활동을 늘렸을 때 두기에게 독성을 끼치거나 발작, 졸도를 일으키지는 않았지만 인간에게 적용한다면 어떤 부작용이 나타날 수 있는지 세심하게 평가해야 한다.

그런데 NR2B가 뇌 안에 더 많아지는 것이 학습과 기억에 좋은 영향을 준다면, 왜 자연은 나이가 들면서 그 양이 줄어들게 했을까? 여러 가지 학설에서 이 문제를 다루었다. 그중 하나는 NR2B에서 NR2A로 바뀌면 뇌의 기억 용량에 과부하가 걸리는 것을 막아준다는 가정이다. 내가 좋아하는 어떤 가설에서는 감소의 원인이 점차 인구수에 적응하는 것이라고 가정한다. 나이 든 개체들(이미 번식을 마친)이 나이 어린 개체들과의 자원(이를테면 먹이) 경쟁에서 이길 가능성을 줄여주기 때문이다.

자연선택이 다 성장한 생물에게는 최적의 학습 능력과 기억력을 주지 않는다는 사실은 분명 심오한 의미가 있다. 학습과 기억 같은 정신적·인지적 특성에 유전적 변화를 가하는 것은 대상 생물의 유전적 진화는 물론이고, 아마도 문명에도 완전히 새로운 길이 열릴 수 있다는 것을 뜻한다. 유례없이 빠른 속도로 말이다.

3-2 백질이 중요하다

더글러스 필즈

두개골 너머를 볼 수 있어서 똑똑한 사람의 뇌는 무엇이 다른지 살펴보거나, 혹은 정신분열증이나 난독증을 유발하는 숨겨진 형질이 있는지 찾아볼 수 있다고 상상해보자. 새로운 영상 기술은 그러한 단서를 찾으려고 하는 과학자들에게 많은 도움을 주고 있으며, 과학자들은 놀라운 사실을 밝혀내고 있다. 지능과 다양한 유형의 정신 증후군들은 뇌의 백질(white matter)에서만 영향을 받는 것으로 보인다.

회백질(gray matter)은 양쪽 귀 사이에 있으며, 선생님이 여러분을 야단칠 때 가리키는 곳으로 암산을 하거나 기억을 저장한다. 이 피질은 뇌의 표면에 깔려 있으며, 신경 세포체들(신경 세포, 즉 뉴런에서 의사 결정을 내리는 부분)이 빽빽이 들어차 있다. 그 밑에는 '백질'로 이루어진 층이 깔려 있으며 뇌의 거의 절반을 차지한다. 다른 동물의 뇌보다 훨씬 큰 비율이다. 백질은 통신 케이블 몇백만 개로 구성되며, 각 케이블은 기다란 개별 전선, 즉 하얗고 지방이 많은 미엘린(myelin)이라는* 물질이 덮인 축삭돌기를 포함한다. 서로 다른 지역을 연결하는 전화선의 간선(trunk line)처럼, 이 백색 케이블은 뇌 여러 영역에 있는 뉴런을 연결해준다.

*뉴런의 축삭을 여러 겹으로 둘러싸고 있는 절연체. 말이집이라고도 한다.

신경과학자들은 몇십 년 동안 백질에는 거의 관심이 없었다. 미엘린은 단순한 절연체이며 내부에 있는 케이블은 단지 수동적 통로 역할을 할 뿐이라고 생각했다. 학습과 기억, 정신 질환에 관한 이론들은 뉴런 내부에서 분자의 작용과 뉴런을 연결하는 작은 점으로 널리 알려진 시냅스에 집중했다. 하지만 과학자들은 뇌의 영역들 사이에서 제대로 정보를 전달하는 과정 중 백질의 중요성을 과소평가해왔다는 것을 깨닫고 있다. 여러 연구에서 서로 다른 정신적 경험을 하거나, 확실한 장애가 있는 사람들은 백질의 크기가 다르다는 결과가 나왔다. 또한 같은 사람이라도 피아노 연주 등을 학습할 때와 연습할 때의 크기가 달라졌다. 비록 회백질 내의 뉴런이 정신적·육체적 활동을 한다 해도 백질의 기능 역시, 인간이 정신적 능력과 사회적 능력을 학습하는 데 결정적 역할을 한다. 또한 이는 늙은 개가 새로운 재주를 배우기 어려운 이유이기도 하다.

숙달되는 과정

백질을 하얗게 만드는 미엘린에는 늘 알 수 없는 점들이 있다. 과학자들은 100년 이상 현미경으로 뉴런을 관찰하면서, 기다란 섬유질의 축삭돌기가 신경 세포체에서 신경 세포체로 뻗어 있는 것을 볼 수 있었다. 마치 기다란 손가락이 쭉 뻗어 있는 모습처럼 보였다. 축삭돌기에는 투명한 젤이 두툼하게 덮여 있었다. 해부학자들은 구리선을 감싸는 고무 피복처럼 지방층이 축삭돌기를 보호하는 것이라고 추측했다. 하지만 많은 축삭돌기에, 특히 작고 기다란 섬유질일수록 표면을 감싸는 지방층이 없었다. 그리고 보호막이 있더라도 보호막 안의 벌어진 틈이 많이 보였다. 이렇게 드러난 지점들은 처음 발견했던 해부학자 루이 앙투안 랑비에(Louis-Antoine Ranvier)의 이름을 따서 '랑비에 결절(nodes of Ranvier)'이라고 한다.

미엘린이 덮여 있을 때 축삭돌기에서의 신경 자극이 전달되는 속도가 100배는 빨라지며, 미엘린이 축삭돌기 사이를 절연 테이프처럼 150번 감싸고 있다는 것이 최근에 밝혀졌다. 미엘린을 얇게 만드는 것은 두 가지 유형의 신경 교세포(glial cell)이다. 신경 교세포는 뉴런은 아니지만 뇌와 신경계에 흔히 존재한다. 문어처럼 생긴 신경 교세포는 희돌기 교세포(oligodendrocyte)라고 하며 막을 형성한다. 전기 신호들은 피복을 관통해 새어 나가지 않기 때문에, 축삭돌기를 따라 빠르게 마디와 마디 사이를 움직인다. 뇌와 척수 외부에서는 소시지처럼 생긴 슈반 세포(Schwann cell)라는 신경 교세포가 미엘린을 생성한다.

미엘린이 없으면 신호는 새어 나가 사라져버린다. 최대 전도 속도로 전송되려면 보호막의 두께는 섬유질 내부의 지름에 비례해야 한다. 미엘린이 덮여 있을 않을 때의 지름을 덮여 있을 때의 지름으로 나누었을 때 최적 비율은 0.6이다. 우리는 희돌기 교세포가 지름이 다양한 축삭돌기에 적절한 두께의 보호막을 덮으려면 10겹 혹은 100겹의 막이 필요하다는 것을 어떻게 알아내야 할지 알지 못한다. 하지만 최근에 독일 괴팅겐 막스플랑크 연구재단 실험의학연구소의 생물학자 클라우스-아민 나베(Klaus-Armin Nave)는 슈반 세포가 축삭돌기를 감싸주는 뉴레귤린(neuregulin)이라는 단백질을 감지할 수 있다는 것을 발견했다. 이 단백질의 양이 늘어나거나 줄어들 때마다 슈반 세포는 축삭돌기 주위에 막을 더 많이 만들거나 더 적게 만들었다. 흥미롭게도 조울증이나 정신분열증에 시달리는 사람들은 이 단백질 생산을 조절하는 유전자에 결함이 있는 경우가 많았다.

보호막은 나이에 따라 다르게 나타났다. 태어난 지 얼마 되지 않았을 때는 뇌의 소수의 영역에서만 흔하게 미엘린을 볼 수 있다. 미엘린은 갑자기 늘어나 어떤 곳에서는 25세나 30세 이후에야 가장 많이 나타난다. 미엘린 형성(myelination)은 일반적으로 성인으로 성장하면서 대뇌 피질 뒤편(셔츠깃 부분)에서 앞부분(이마)으로 파도 형태로 펼쳐져 있다. 전두엽에서는 미엘린 형성이 가장 늦게 일어난다. 이 부위는 고도의 추론이나 계획, 판단 등 경험이 필요한 능력과 관련되어 있다. 연구원들은 전뇌에 미엘린이 많지 않은 것은 10대에게 성인 같은 의사 결정 능력이 없는 이유가 될 수 있다고 추론한다. 그러한 관찰은 미엘린이 지적 능력에 매우 중요한 역할을 한다는 것을 의미한다.

추측건대, 뇌는 성인이 될 때까지 축삭돌기를 감싸는 일을 멈추지 않을 것이다. 왜냐하면 성인이 될 때까지 축삭돌기가 계속해서 성장하고, 새로운 가지가 생기고, 때로는 가지가 잘려 나가기도 하기 때문이다. 일단 축삭돌기에 미엘린이 형성되면 변화의 폭은 줄어든다. 하지만 오랫동안 한 가지 질문은 남아 있다. 미엘린 생성은 모두 계획된 걸까? 아니면 경험에 따라 감싸는 정도가 달라져 학습에 영향을 미치는 걸까? 미엘린이 실제로 인지 능력을 확립해주는 걸까? 아니면 인지 능력은 아직 생성되지 않은 영역으로 제한되는 걸까?

피아노의 거장 프레드리크 울렌(Fredrik Ullén)은 그 답을 찾으려고 했다. 울렌은 스웨덴 스톡홀름 뇌 연구소의 부교수이기도 했다. 2005년 울렌은 동료들과 함께 확산 텐서 영상(diffusion tensor imaging, 이하 DTI로 표기)이라는 새로운 뇌 촬영 기술을 이용해 직업 피아니스트들의 뇌를 조사했다. DTI 기술은 병원에서 볼 수 있는 MRI 기계와 동일한 유형의 기계로도 구현이 가능하지만, 다양한 유형의 자기장과 알고리듬을 이용해 뇌 여러 부위를 촬영, 3차원 영상을 만들어낸다. 촬영된 뇌의 부분들은 조직 내부에서 확산하는 물의 벡터(수학적으로 텐서로 정의한다)를 나타낸다. 회백질 내부에서 DTI 신호가 약한 까닭은 물이 대칭적으로 확산하기 때문이다. 하지만 물 분자는 축삭돌기 다발을 따라 비대칭적으로 확산한다. 이렇게 불규칙한 패턴 덕분에 백질이 뇌의 여러 영역 사이에서 정보를 전달하는 주요 통로라는 것이 드러났다. 섬유질이 촘촘할수록, 그리고 미엘린이 두툼하게 감쌀수록 DTI 신호는 강했다.

울렌은 백질의 일부 영역이 일반인보다 훨씬 발달한 피아니스트들을 볼 수 있었다. 이들 영역은 대뇌 피질의 부분을 연결해 손가락 운동과 음악 연주 작용을 하는, 인지 과정과 관련된 뇌 영역을 연결하는 데 결정적 역할을 한다.

울렌은 또한 음악가가 하루에 연습하는 시간이 많아질수록 이들 백질 영역에서 DTI 신호가 더욱 강해진다는 것을 발견했다. 축삭돌기에는 미엘린이 더 많이 덮이거나 더욱 촘촘해졌다. 물론 축삭돌기들은 팽창만 할 수도 있었다, 최적 비율인 0.6을 유지하기 위해 미엘린이 더 많이 필요하긴 했지만. 해부를 할 수 없다면 의문은 그대로 남는다. 그렇다 할지라도 발견은 중요하다. 복잡한 기술을 배울 때 백질에서 눈에 띄는 변화가 일어나는 모습을 보여주기 때문이다. 백질은 신경 세포체나 시냅스는 없고 축삭돌기와 신경교(glia)만 있는 뇌 조직이다. 동물 연구에서는 동물의 신체를 조사할 수 있기 때문에 미엘린이 정신적으로 반응하고 성장 환경에 따라 변화하는 모습을 볼 수 있다. 일리노이대학 어배너-샘페인의 신경생물학자 윌리엄 그리노(William T. Greenough)는 '풍족한' 환경(놀거리도 많고 집단적 교류가 가능한)에서 기른 쥐의 뇌는 양쪽 반구를 연결하는 수많은 축삭돌기 다발인 뇌량에 미엘린 섬유가 더 많다는 것을 확인했다.

이런 결과는 신시내티아동병원의 신경과학자 빈센트 슈미트호르스트(Vincent J. Schmithorst)가 5~18세 아동의 백질을 비교한 연구와 일치하는 것으로 보인다. 슈미트호르스트는 백질의 구조가 발달할수록 IQ와 높은 상관관계가 있음을 발견했다. 또 다른 연구 결과에 따르면 심각한 수준의 무관심 속에서 자라난 아동은 최대 17퍼센트까지 뇌량 내부 백질의 크기가 작은 것으로 나타났다.

변화를 자극하기

그러한 발견은 경험이 미엘린 생성에 영향을 주며, 결과적으로 미엘린이 학습과 기능 향상에 도움이 된다는 것을 강하게 암시한다. 하지만 그런 결론에 확신을 가지려면 미엘린이 많아질 때 어떻게 인지 능력이 향상되는지에 대한 그럴듯한 설명과 아울러 미엘린이 모자랄 때 정신적 능력에 손상이 온다는 직접적 단서가 필요했다.

우리 연구실에서는 개인의 경험으로 미엘린 생성에 영향을 미칠 수 있는 몇 가지 방법을 찾아냈다. 뉴런은 뇌에서 축삭돌기에 전기적 자극을 가한다. 태아 상태의 생쥐에서 나온 뉴런을 백금 전극이 설치된 배양 접시에 놓고 키워 특정 패턴의 자극을 가할 수 있다. 우리는 이런 자극이 뉴런의 특정 유전자를 제어할 수 있다는 것을 발견했다. 한 유전자는 L1-CAM이라는 끈적거리는 단백질 생산과 관련이 있었다. L1-CAM은 미엘린이 생성되기 시작하면서 축삭돌기를 감싸는 첫 번째 막을 형성하는 데 필수적 단백질이었다.

우리는 또한 신경교가 축삭돌기를 통해 자극을 '엿들을' 수 있다는 것과 엿들은 내용에 따라 미엘린 형성의 정도가 달라진다는 것을 발견했다. 신경교세포의 한 유형인 성상 세포(astrocyte)는 자극이 증가하는 것을 감지하면 화학적 인자를 방출한다. 이런 화학적 신호는 희돌기 교세포를 자극해 미엘린을 더 많이 형성한다. 지적 장애와 이상 미엘린을 일으키는 치명적 아동 장애인 알렉산더병으로 쓰러진 아이들은 성상 세포의 돌연변이 유전자를 가지고 있다.

논리적으로 살펴보는 것 역시 백질이 인지 능력에 어떻게 영향을 미치는지 설명하는 데 도움이 된다. 인터넷에 비유하자면 뇌 속에 있는 모든 정보는 가능한 빠르게 전송되어야 한다. 그러려면 모든 축삭돌기에 균일하게 미엘린이 형성되어야 하지만 뉴런은 빠르다고 늘 좋은 게 아니다. 정보는 제어부들 (brain centers) 사이의 어마어마한 거리를 여행해야 한다. 각 제어부는 각자 특유의 기능을 수행하며 다음 단계의 분석을 위해 다른 영역으로 결과를 보낸다. 피아노 연주처럼 복잡한 학습에서는 정보가 여러 영역 사이를 왔다 갔다 해야 한다. 서로 다른 거리를 이동해야 하는 정보는 특정 장소에 특정 시간까지 동시에 도착해야 한다. 그렇게 정확하게 도착하려면 지연이 필요하다. 모든 축삭돌기가 최대 속력으로 정보를 전달했다면 멀리 떨어진 곳에 있는 뉴런에서 오는 신호는 주변에 있는 뉴런에서 오는 신호보다 늘 늦게 도착할 것이다. 자극은 보통, 미엘린이 형성된 뇌간의 축삭돌기를 통해 한쪽 대뇌반구에서 다른 쪽 대뇌반구로 전달되는 데 30밀리초가 걸린다. 이에 비해 미엘린이 형성되지 않은 축삭돌기로는 150~300밀리초가 걸린다. 뇌간에 있는 축삭돌기 중 처음부터 미엘린이 형성된 것은 없다. 다 자란 후에도 30퍼센트는 미엘린이 없는 상태 그대로다. 이처럼 축삭돌기마다 미엘린의 상태가 다르기 때문에 정보 전달 속도가 조정되는 것이다.

아마도 랑비에 결절도 그만큼 중요할 것이다. 몇 년 전부터 과학자들은 랑비에 결절이 복잡한 생체 전기적 중계기 역할을 하는 것이 틀림없다고 결론 내렸다. 즉 축삭돌기를 따라 전기 신호를 만들어내고, 조정하고, 빠르게 전파하는 중계 방송국 역할을 한다는 것이다. 신경생물학자들은 올빼미의 뛰어난 청각 능력을 연구하면서, 미엘린 형성 중에 희돌기 교세포가 축삭돌기를 따라 신호가 빠르게 전달되기 위한 최적치보다 더 많은 랑비에 결절을 삽입해 신호를 느리게 움직이게 한다는 것을 밝혀주었다.

자극이 전달되는 속도가 뇌 기능에서 매우 중요하다는 것은 틀림없는 사실이다. 우리는 특정 신경 회로가 강하게 연결될 때 기억과 학습이 이루어진다는 사실을 알고 있다. 미엘린이 이 강도에 영향을 미치는 것으로 보인다. 전도 속도를 조정해 축삭돌기 여러 개를 통해 동일한 뉴런에 전기 자극이 동시에 도착하게 하는 것이다. 이렇게 집중되면 일시적으로 전압이 올라가고, 신호의 강도가 높아져 뉴런 사이의 연결이 강화된다. 이 이론에 대한 더 많은 연구가 필요하지만, 환경에 따라 미엘린의 반응이 달라지며 이것이 학습 과정에 개입한다는 데는 의심의 여지가 없다.

학습과 정신 질환

이런 관점으로 보면 정보 전달에 문제가 생기면 얼마나 큰 정신적 문제로 이어질지 상상하는 것은 어렵지 않다. 신경과학자들은 몇십 년 동안 회백질에서 정신 장애의 원인을 찾은 결과, 백질이 한몫을 한다는 정황적 증거를 발견했다. 이를테면 난독증은 읽기에 필요한 신경 회로에서 정보가 전달되는 시기에 혼란이 오면 나타나는데, 뇌 촬영 결과 그러한 혼란이 발생한 부위에서 백질이 줄어든 것으로 나타났다. 백질에 이상이 생긴 것은 미엘린 형성과 이들 백질과 연결되는 부위에 영향을 미치는 뉴런의 성장에 이상이 있다는 반증으로 받아들여진다.

음치는 음을 분석하는 대뇌 피질의 고급 처리 기능에 문제가 있을 때 나타난다. 맥길대학의 심리학자 크리스티 하이드(Kristi L. Hyde)는 음치들의 오른쪽 전뇌 부분에 있는 특별한 섬유 다발에 백질이 줄어들어 있는 것을 발견했다. 더욱이 예일대학 레슬리 제이콥센(Leslie K. Jacobsen)은 미엘린이 형성되는 태아기 후반이나 청소년기에 이 섬유 다발이 담배 연기에 노출되면 백질에 문제가 생긴다고 지적한다. 백질은 DTI에서 볼 수 있는 것처럼 청력 테스트와 직접적 관련이 있다. 니코틴은 세포의 성장을 조절하는 희돌기 교세포의 수용체에 영향을 미친다고 알려져 있다. 미엘린 형성에 중요한 시기에 환경적 요인에 노출되면 평생 영향을 받을 수 있다.

정신분열증은 현재 비정상적 연결을 수반하는 일종의 발달 장애로 여겨진다. 이에 대한 다양한 증거가 있다. 의사들은 왜 청소년기에 정신분열증이 생기는지 늘 궁금해했다. 그렇다면 이 시기가 전뇌에 미엘린이 형성되기 시작하는 초기라는 것을 떠올려보기 바란다. 청소년기는 전뇌의 뉴런이 대부분 자리를 잡지만, 미엘린은 계속 변화하는 시기이다. 그래서 청소년기와 정신분열증이 모종의 관계가 있는 것은 아닌지 의심을 갖게 된다. 게다가 최근 발표된 20가지 연구에서는 정신분열증에 걸린 뇌의 여러 부위가 비정상(희돌기 교세포가 필요한 수보다 적었다)이었다. 그리고 유전자 칩(몇천 가지 유전자를 한 번에 조사하는 소형 검사 장치)이 나오면서 연구원들을 놀라게 한 것은, 정신분열증과 관련된 돌연변이 유전자가 미엘린 형성에 많이 가담하고 있다는 사실이었다. 주의력 결핍 과잉행동 장애(attention-deficit hyperactivity disorder, 이하 ADHD로 표기), 조울증, 언어 장애, 자폐, 노화에 따른 인지력 감퇴, 알츠하이머병, 그리고 병적으로 거짓말을 많이 하는 사람들까지도 백질에 이상이 있는 것으로 나타났다.

물론 이러한 결과는 미엘린의 발육 부진이나 미약함이 원인이 아니라 뉴런의 신호 불량으로 나타났을 수도 있다. 결국 인지 기능은, 대부분의 정신 질환을 치료하는 약물이 작용하는 피질 회백질의 시냅스를 사이에 둔 뉴런들의 통신에 의존한다. 그러나 뇌 영역 사이의 최적의 통신(인지 기능이 제대로 작동하기 위한 기본 조건이기도 하다)은 영역 사이를 연결하는 백질이라는 기반에 의존한다. 2007년 보스턴아동병원의 신경학자 가브리엘 코르파스(Gabriel Corfas)는 생쥐의 (뉴런이 아닌) 희돌기 교세포의 유전자를 분열시키는 실험을 한 결과 정신분열증과 비슷한 행동을 보이는 것을 발견했다. 그리고 정신분열증에 걸린 뇌를 생체검사한 결과, 이러한 행동에 관한 결과로 나타난 동일한 유전자들 가운데 하나인 뉴레귤린이 비정상인 것으로 나타났다.

미엘린에 생긴 변화가 뉴런을 변화시키는지, 뉴런의 패턴을 바꾸면 미엘린이 변화하는지의 문제는 닭이 먼저인지, 달걀이 먼저인지 하는 문제와 같다. 이런 유형의 딜레마는 늘 해결되는 방식이 있다. 두 메커니즘 사이에 밀접한 상호 의존성이 있음을 인정하는 것이다. 미엘린을 형성하는 교세포는 축삭돌기의 굵기 변화에 반응하지만, 축삭돌기의 굵기 또한 조절할 수 있다. 그리고 주어진 축삭돌기가 살아남을지 결정할 수 있다. 예를 들면 여러 가지 경화증으로 미엘린이 사라지면 축삭돌기와 뉴런이 죽을 수도 있다.

노년의 재설계

메커니즘이 어찌 됐든, 우리의 뇌에서는 아동기에서 성인기를 거치면서 뇌의 영역 사이의 연결이 더 정확해진다. 연결이 잘되었는지에 따라 어떤 연령에서 어떤 능력을 습득할 수 있는지가 좌우된다.

실제로, 성공한 피아니스트를 대상으로 했던 울렌의 연구에서는 어린 시절에 악기를 배우기 시작한 사람일수록 백질이 발달한 것으로 드러났다. 청소년기 이후에 악기를 배운 사람은 아직 미엘린 형성이 진행 중인 전뇌 부분에만 백질이 발달되어 있었다.

이 발견은 신경섬유의 부분적 절연이 새로운 능력을 습득할 때 나이에 따른 한계점, 즉 적령기나 결정적 시기(critical period) 등을 결정한다는 것을 의미한다. 사춘기가 지나서 외국어를 배우면 어쩔 수 없이 외국인 말투가 나오게 된다. 어릴 때 언어를 습득해야 그 나라 사람처럼 말할 수 있다. 차이는 오로지 어릴 적 들리는 소리에 따라 말하기를 감지하게 되어 있는 뇌 회로 때문에 발생한다. 우리는 말 그대로 외국어 특유의 소리를 듣게 해주는 연결점을 잃어버린다. 진화적으로 본다면, 어린 시절 이후 들어본 적이 없는 소리를 감지하는 연결점을 뇌가 계속 가지고 있을 이유가 없다. 임계기 또한 성인이 아이들보다 뇌 손상에서 회복되기 어려운 여러 가지 이유 가운데 하나다.

전문가들은 미엘린에, 축삭돌기가 새로운 연결을 생성하지 못하게 하는 특별한 단백질 분자가 있다는 것을 알아냈다. 취리히대학 뇌 연구원 마틴 슈바프(Martin E. Schwab)는 초기의 미엘린 단백질이 축삭돌기에서 생성되는 새싹

들을 접촉하자마자 시들게 한다는 사실을 밝혔다. 그가 노고(Nogo, 지금은 노고-A라고 부른다)라고 부른 이 단백질이 중성화되면 척수에 부상을 입은 동물은 손상된 연결을 복구할 수 있고, 감각과 운동이 정상화된다. 최근 예일대학 스티븐 스트릿 매터(Stephen M. Stritt matter)는 노고에서 나오는 신호를 막음으로써 동물이 경험을 통해 뇌를 재구성할 수 있는 결정적 시기가 다시 시작될 수 있다는 사실을 발견했다. 나이 많은 생쥐는 단백질에 문제가 생기면 시각에 관한 연결을 새롭게 재구성할 수 있다.

하지만 인간의 미엘린 형성이 대부분 20대에 끝난다면, 인간의 뇌가 중년이나 노년기에도 유연하다는 주장과 모순되는 게 아닐까? 이를테면 여러 연구는 지적 훈련을 통해 60대, 70대, 80대들의 알츠하이머병 시작 시기를 늦출 수 있다는 결과를 보여준다. 또한 사람은 어떻게 몇십 년이 지나도 지혜로워질 수 있을까? 그 답은 아직 모른다. 학자들은 나이 든 동물에게는 미엘린의 변화를 기대하지 않는다. 일부 실험에 따르면 미엘린 형성은 50대 중반까지 계속되지만 아주 미세한 변화만 일어난다고 한다.

장기적 훈련과 반복이 필요한 학습은 물론, 크게 몇 군데로 나뉜 대뇌 피질 영역의 통합이 필요한 학습 유형에 백질이 매우 중요한 요소인 것은 틀림없다. 아직 미엘린 형성이 끝나지 않은 어린이들은 할아버지 할머니보다 새로운 능력을 습득하기가 훨씬 쉽다. 지적 능력과 육체적 능력에서 세계 최고 수준이 되고 싶다면 반드시 어렸을 때 시작해야 한다. 현재의 두뇌는 성장기의 신경 연결 시 미엘린 형성이 진행될 때 환경과 상호작용하면서 구축된 것이다.

그런 능력은 여러 가지 방법으로 바뀔 수 있지만, 세계 최고의 피아노 연주자나 체스 기사, 테니스 선수가 되려면 어린 시절에 훈련을 받기 시작해야 한다.

물론 나이 많은 노인도 배울 수는 있지만, 그들의 학습은 시냅스와 직접적 관계를 맺는 조금은 다른 유형이다. 그래도 집중적 훈련으로 뉴런을 점화해 미엘린 형성을 자극할 가능성은 존재한다. 아마도 언젠가 백질이 형성되는 시기와 이유를 정확히 이해하게 된다면 나이가 들어도 학습이 가능한 방법을 고안해낼 수 있을 것이다. 그런 결론을 내리려면 희돌기 교세포에 어떤 축삭돌기는 미엘린을 형성시키고, 어떤 축삭돌기는 미엘린을 형성하지 못하게 하는 신호를 찾아내야 할 것이다. 누군가 회백질 속 깊숙한 곳에서 그러한 것을 발견해주길 바란다.

백질이란 무엇인가?

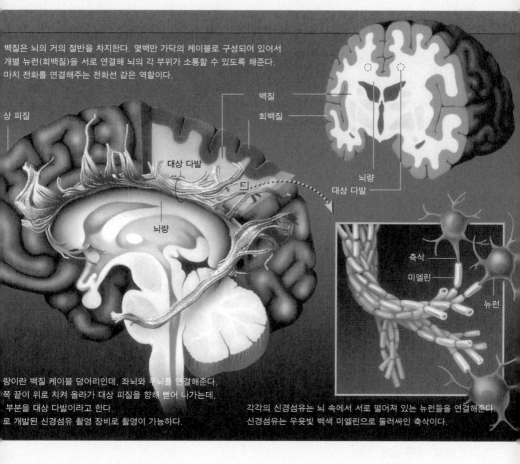

백질은 뇌의 거의 절반을 차지한다. 몇백만 가닥의 케이블로 구성되어 있어서 개별 뉴런(회백질)을 서로 연결해 뇌의 각 부위가 소통할 수 있도록 해준다. 마치 전화를 연결해주는 전화선 같은 역할이다.

백질

회백질

상 피질

대상 다발

뇌량

대상 다발

뇌량

축삭

미엘린

뉴런

량이란 백질 케이블 덩어리인데, 좌뇌와 우뇌를 연결해준다. 쪽 끝이 위로 치켜 올라가 대상 피질을 향해 뻗어 나가는데, 부분을 대상 다발이라고 한다. 로 개발된 신경섬유 촬영 장비로 촬영이 가능하다.

각각의 신경섬유는 뇌 속에서 서로 떨어져 있는 뉴런들을 연결해준다. 신경섬유는 우윳빛 백색 미엘린으로 둘러싸인 축삭이다.

사이먼 마킨

"4년 동안 일주일에 사흘 밤마다 100번씩, 즉 6만 2,400번 반복해 말하면 한 가지 소원이 실현된다." 이는 올더스 헉슬리(Aldous Huxley)의 소설《멋진 신세계(Brave New World)》에 나오는 버나드 맥스월(Bernard Maxwell)이 '세계국가'의 수면 학습법에 대해 고민하면서 했던 생각이다. 결론은 '헛소리!'다.

자면서 학습할 수 있을까?

헉슬리는 수면 학습이란 개념을 이용해 '효과적'으로 학습하는 방법보다는 디스토피아적인 사회의 사회적 조절과 통제에 대해 탐구하려고 했다. 하지만 아무런 노력 없이 자면서 학습할 수 있다는 생각은 좀처럼 사라지지 않는다. 이는 수면 학습 '과정'이라는 미심쩍은 강좌가 끊임없이 존재한다는 사실로 알 수 있다. 수면 학습은 가능성이 있는 것인가? 1950년대의 한 실험을 통해 이는 과학적으로 불가능하다는 것이 밝혀졌다. 자는 동안 문제의 답을 알려줬지만 다음 날 기억하는 사람은 아무도 없었다. 또한 뇌의 전기적 활동도 없는 것으로 나타났다.

하지만 자는 동안 뇌가 몇 가지 제한된 방법으로 학습하는 것이 가능하다는 증거가 점차 쌓여간다.《네이처 신경과학(Nature Neuroscience)》지에 발표된 한 연구는 가장 인상적으로 이를 보여준다. 이 연구에서는 자는 동안 소리와 냄새를 관련짓는 법을 학습했다. 좋은 냄새와 안 좋은 냄새를 각기 다른 소리와 짝을 지었다. 그리고 나서 참가자들이 자는 동안 맡게 한 다음 '냄새에 대한 반응'을 측정했다. 좋은 냄새가 더 강한 반응을 불러일으켰고, 이 냄새와 짝지은 소리를 나중에 냄새 없이 들려주었을 때도, 안 좋은 냄새와 짝지은 소리를 들려주었을 때보다 더 강한 반응을 보였다. 이는 잠을 자는 도중이나 잠을 깬 다음이나 똑같았다. 그리고 그들은 예상대로 학습한 사실을 기억하지 못했다. 이는 파블로프의 개로 알려진 조건화(conditioning)라는 학습 형태다. 그러나 이 방법은 어휘 익히기처럼 복잡한 내용을 습득하는 데는 적합하지 않다.

자기 전에 학습하라!

하지만 깨어 있을 때 했던 학습이 자면서 강화될 수는 있는 듯하다. 수많은 연구에서, 학습한 후에 수면을 하면 수면을 하지 않는 것보다 기억이 향상된다는 결과가 나왔다. 일부 연구에서는 '단서 주기(cueing)'라는 기법을 이용하면 자는 동안 특정 기억을 생성하는 데 도움이 된다는 결과가 나오기도 했다. 화면에 나오는 물체마다 정해진 소리를 들려주며 물체의 위치를 학습하게 한 사람들 중에서, 훈련 시간과 테스트 시간 사이에 잠을 자는 동안 소리를 들려준 사람들은 물체의 위치를 훨씬 잘 기억했다. 이와 유사하게, 자는 동안 장미 향기가 퍼지면 기억게임에서 짝패의 위치를 기억하는 능력이 커졌다. 하지만 카드의 위치를 학습하는 동안 장미 향기를 맡을 수 있는 경우에만 그랬다. 따라서 학습하는 동안 특정 정보와 관련된 소리와 냄새가 잠자는 뇌에 영향을 미칠 수 있는 것으로 보인다. 기억은 자는 동안 강화되기 위해 '골라내어지는' 듯했다.

수면 학습 이론

수면 학습에 관한 주도적 이론은, 새로운 기억 생성에 결정적 역할을 한다고 알려진 해마에 있는 뉴런의 집단적인 자발적 재활성화와 관련이 있다. 이 이론에 따르면, 우리가 깨어 있을 때 경험한 일은 해마와 피질 양쪽에 동시에 '코드화'되어 저장되지만, 피질에 남은 기억의 흔적은 약해서 쉽게 손상되기에 잠든 동안 두 기관은 일종의 대화를 나누며 서로 정보를 재조직해 전달하기 시작한다. 이렇게 기억과 관련된 뇌의 주요한 두 기관 사이에서 일어나는 통신은 잠이 어떤 유형의 기억에 미치는 영향과 관련이 있는 것으로 생각된다.

잠을 자는 동안 뇌는 생화학적 상태와 전기적 파동, 즉 '뇌파'로 구분할 수 있는 여러 단계를 순환한다. 먼저 얕은 비렘(non-REM) 수면 단계(1과 2)에 빠지고, 이어 서파수면(slow wave sleep, 이하 SWS로 표기)으로 알려진 깊은 수면 단계(3과 4)에 들어간다. 그런 다음 렘수면 단계에 접어들고 다시 처음부터 이를 반복하는데 주기는 90분 정도다. 하지만 보통, 수면의 처음 절반 정도는 SWS 단계가 렘 단계보다 훨씬 길다. 후반부는 그 반대다. 따라서 처음 부분에는 SWS 단계가 많이 포함되고, 후반부에는 렘 단계가 많이 포함되어 있다.

깊은 수면 SWS

SWS 단계에서는 세 가지 뇌파가 관찰된다. 대뇌 피질의 서파진동(slow oscillation)과 수면방추(spindle), 예파형(sharp wave-ripples)이 그것이다. 이 세 가지 뇌파는 시간 간격이 맞추어져 있어서, 서파진동을 물결파로 표현했을 때 물결파의 상단 부분과 나머지 두 가지 뇌파 발생 시점이 일치하게 된다. 이 때 뉴런도 발화가 되는데, 이는 깨어 있을 때 뉴런의 발화와 거의 비슷한 수준이다. 예파는 해마에서 일어나는 전기 파장으로, 해마 뉴런의 일부가 활성화되는 것과 맞물려 있는 것 같다. 즉 '해마 재생 이벤트'가 대뇌 피질의 해당 뉴런 그룹을 활성화시키는 것이다. 이는 곧 기억의 흔적이 해마에서 대뇌 피질로 이동한다는 의미일 수도 있다.

해마의 파동을 전기 펄스를 이용해 억누르면 기억 강화가 감소하는 결과가 나오기도 했다. 스핀들은 시상과 피질을 연결하는 신경 회로의 진동을 빠르게 증가시키는 것이다. 이는 나중의 기억 강화를 위해 이러한 피질의 기억 흔적에 표시하는 생화학적 과정을 활성화하는 것일 수도 있다. 그리고 스핀들과 파동 모두 서파의 윗부분일 때 발생하기 때문에 이 모든 것은 피질이 들어오는 정보를 수용할 때 발생한다.

그러는 동안 모든 활동에는 주요 뇌 화학물질의 변화가 수반된다. 그러지 않으면 그 어느 것도 일어날 수가 없다. 서파 수면 중에는 신경전달물질 아세틸콜린(acetylcholine)의 억제 수준이 아주 낮은데, 이 때문에 해마에서 특정 뉴런에 대한 억제(억제는 뉴런 점화 가능성을 증가시키는 것이 아니라 감소시키는 활동이다)가 감소되어 재생이 일어나는 것으로 여겨진다. 코르티솔(cortisol) 호르몬 역시 줄어든다. 그렇지 않았다면 해마에서 대뇌 피질로 가는 정보를 차단했을 것이다.

렘수면

그렇다면 렘수면은 어떨까? 사실 앞서 나온 내용은 신경과학자들이 '시스템 강화'라고 부르는 것이다. 시스템 내부에서 기억을 재정리하는 부분이 포함되기 때문이다. 하지만 이는 기억이 실제로 어떻게 강화되는지를 말해주진 않는다.

두 뉴런 사이의 연결이 반복해서 활성화되면 연결 강도가 증가해 장기적으로 유지된다. 이를 '장기 강화'라고 하며, 신경과학자들은 이것이 학습과 기억의 기초라고 믿는다. 따라서 대뇌 피질에서 재생이 일어나면 뉴런들이 재활성화되고, 비렘수면 도중 스핀들 뇌파에 의해 표시(tagged)되어 관련 연결이 렘수면 도중에 강화된다는 것인데 이는 꽤 그럴듯해 보인다. 이 역시 추측일 뿐이지만, 자기 전에 학습 기회가 많은 공간에 있던 쥐를 연구한 결과 이를 뒷받침하는 근거들이 나왔다.

렘수면 도중 대뇌 피질에서 '시냅스 가소성(synaptic consolidation)'(뉴런의 연결에 변화가 생길 가능성이 커진다는 뜻)과 관련된 특정 유전자가 증가하는 것이 보였지만, 학습 기회가 많은 곳에 있던 쥐에게서만 나타났으며 이는 렘수면이 학습에 의해 활성화된 뉴런 연결을 강화하는 데 하나의 역할을 한다는 뜻이다. 이를 '시냅스 강화(synaptic consolidation)'라고 한다.

렘수면 중 아세틸콜린이 깨어 있을 때 수준으로 증가한다는 사실 역시 이를 뒷받침한다. 가소성과 관련 있는 유전자의 활동을 촉진하기 때문이다. 렘수면 도중 보였던 다른 유형의 뇌파 역시 영향을 미쳤을 수 있고, 서로 다른 뇌 영역의 전기에 관한 활동에서 SWS나 깨어 있을 때 나타나는 동기화가 보이지 않는 것도 주목할 만하다. 이는 기억 시스템이 렘수면 중에는 일을 하지 않아 시냅스 강화가 일어난다는 의미일 수 있다. 이것이 뇌에서 멀리 떨어진 영역 사이의 신호를 주고받기보다는 국부적으로만 일어나기 때문이다.

학습하기 전에 잠을!

이 모든 것은, 자는 동안 해마를 쉬게 하면 다음 날 같은 일을 다시 할 수 있음을 의미한다. 그러나 학습 후 잠의 장점을 보여주는 연구는 많지만, 학습을 하기 전에 잠을 자는 효과에 대해 조사한 연구는 최근에야 나왔다.

캘리포니아대학 버클리캠퍼스의 신경과학자들은 실험 참가자를 대상으로 이름과 얼굴 100개를 기억하는 테스트를 했다. 그런 다음 한 집단은 100분 동안 자게 하고 다른 집단은 일상 업무를 하게 했다. 나중에 새로운 이름과 얼굴로 두 집단을 테스트하자 잠을 자지 않은 사람들은 이전보다 평균 12퍼센트 점수가 하락했고, 잠을 잔 사람들은 잠을 자지 않은 사람들보다 더 좋은 점수를 얻었을 뿐만 아니라 이전보다도 더 좋은 점수를 받는 경우가 많았다. 이들은 잠을 자지 않았던 사람들보다 평균적으로 20퍼센트 더 좋은 점수를 받왔다.

이는 잠시라도 잠을 자면 학습 능력이 다시 충전된다는 것을 의미한다. 수면이 어떻게든 해마가 새로운 기억을 생성하는 능력을 충전해준다면 이는 우리가 기대하는 바일 것이다. 또한 연구팀은 참가자들이 자는 동안 뇌파를 관찰했는데 뇌에서, 특히 전전두엽 피질에서 스핀들 뇌파가 많이 나타날수록, 두 번째 테스트의 성적이 좋았다.

수면 중 기억 강화

따라서 우리가 생각하는 '수면 중 기억 강화'는 저장소 두 곳과 두 단계로 구성되는 처리 과정으로 이루어진다. 해마는 학습 시간이 빠르지만 용량이 작은 단기 저장소다. 반면 대뇌 피질은 학습 시간은 느리지만 용량이 크고 오랫동안 저장할 수 있다. 경험을 하고 나면 먼저 양쪽 모두에서 코드화 과정을 거치지만, 모든 경험이 장기 저장소에 저장되지는 않는다. 따라서 대뇌 피질에 있는 기억 흔적은 처음에는 약한 상태로 존재하다가 SWS 중 재생 이벤트에 의해 뉴런이 집단적으로 해마에서 재활성화되면 렘수면 도중에 강화된다. 이렇게 기억은 점차 단기 저장소에서 장기 저장소로 옮겨진다. 아마도 기존에 존재하는 유사한 관련 기억 네트워크에 통합되어 저장될 것이다. 뇌가 어떤 기억을 저장할지 결정하는 것은 무엇일까? 지금 단계에서는 추측일 뿐이지만 대뇌 피질이 전반적 일을 수행하는 것으로 보이기 때문에, 그쪽에 있을 가능성이 높다.

이를 때때로 '능동적 시스템 강화(active system consolidation)'라고 부른다. 이는 수많은 결과를 설명해주고, 수면이 장기 기억 형성에 결정적인 역할을 한다는 것을 의미하는 흥미로운 이론이다. 하지만 여전히 단지 하나의 이론일 뿐이다. 또 다른 이론으로는 '시냅스 항상성(synaptic homeostasis)'이라는 것도 있다. 이 개념은 뉴런 사이의 모든 연결의 강도는 수면 도중 감소한다는 것인데 이를 '시냅스 축소(synaptic downscaling)'라고 부른다. 따라서 약한 연결이 제거되어 상대적으로 남아 있는 연결의 중요성은 커지게 된다.

이는 깨어 있는 동안 약하게 코드화되어 저장된 기억은 짧게라도 깊은 잠을 자면 삭제될 수 있다는 것을 의미하지만 경험이나 실험으로 증명되지는 않았다. 하지만 두 이론이 반드시 상호 배타적이지는 않다. 사실 두 가지 과정이 모두 일어날 수도 있을 듯하다. 시냅스 축소에 의해 새로운 정보를 코드화할 수 있는 전체적 뇌 용량이 초기화된다면 말이다. 반면 시스템 강화는 중요해 보이는 특별한 기억을 활발하게 강화한다.

해마의 역할에 대한 단서

지금까지 대부분 추측이었던 능동적 시스템 강화 이론의 한 측면은, 해마에서 일어나는 자발적 활동이 실제로 기억 강화를 일으키는가 하는 질문을 던져준다. 해마에서 기억을 재생하기는 하지만, 해마가 기억 강화에 어떤 역할을 하는지 충분한 단서를 찾기는 힘들다. 앞서 언급한 장미 향기 실험에서 장미 향기가 렘수면이 아니라 SWS수면일 때만(즉 대부분 재생이 일어날 때만) 효과가 있다는 사실에서 약간의 단서를 얻을 수 있다. 또한 카드 짝패를 기억하는 일에는 효과가 있지만, 해마에 의존하지 않는 유형의 학습에는 효과가 없다.

심리학자들은 '서술(declarative)' 기억과 '절차(procedural)' 기억을 구분한다. 서술 기억은 사건과 사실에 대한 기억, 즉 일화(episodic) 기억과 의미(semantic) 기억이며, 해마에 전적으로 의존하는 것으로 보인다. 절차 기억은 육체적 학습 능력(이를테면 자전거 타기 등)과 연관이 있으며 운동 피질, 선조체, 소뇌 등 다양한 부위와 관련이 있다.

절차 기억을 대상으로 동일한 실험을 실시했다. 키 다섯 개를 연달아 최대한 빠르고 정확하게 누르는 실험에서 학습 후 일정 시간 수면을 취한 사람은 누르는 속도가 빨라졌지만, 자는 동안 장미 향기를 맡게 했을 때는 효과가 없었다. 냄새는 해마에 의존하는 유형의 기억에만 효과가 있었다. 두 가지 기억 유형 모두 자는 동안 기억을 처리했다. 하지만 뇌의 다른 기관들이 관련되어 있어서 세부적 내용은 다르다.

연구원들은 또한 fMRI를 이용해 서술 기억 이후 SWS 도중 맡게 했던 냄새에 해마가 반응한다는 것을 보이려고 했다. 여기서는 재생이 특정 순서에 따라 일어난다는 것이 문제가 되었다. fMRI는 뇌에서 활동이 일어나는 위치를 정확히 알아냈지만, 정확히 언제 일어나는지 시기를 알아내지는 못했다. 결국 연구원들은 해마에서 무언가 일어난다고는 말할 수 있어도 그것이 기억을 재생하는 것이라고는 명확하게 말할 수 없었다.

그러나 《네이처 신경과학》에 발표된 한 논문은 이러한 활동이 기억 강화의 일부라는 매우 설득력 있는 단서를 제공한다. 이 연구는, 훈련을 하면서 수면 중에 훈련 시 들려주었던 소리를 다시 들려주면 쥐의 해마에서 보이는 활동이 재활성화된다는 것을 보여준다. 쥐는 소리에 따라 길의 오른쪽으로 가거나 왼쪽으로 가도록 훈련을 받았다.

연구원들은 fMRI 같은 영상 기술을 이용하지 않고, 해마에서 뉴런이 활동하는 것을 기록해 쥐가 길 어느 편에 있는가에 따라 달라지는 활동 패턴을 관찰했다. 그런 다음 렘수면을 하는 쥐에게 소리를 들려주자 깨어 있는 상태에서 오른쪽으로 다닐 때 반응했던 뉴런은 오른쪽으로 가도록 훈련받을 때 들려주던 소리에 더 많이 반응했다. 왼쪽은 그 반대였다. 이는 자는 동안 기억력을 향상시켜주는 '단서 주기'가 특정 기억을 재생시킨다는 것을 보여주며, 이것이 기억 강화에서 어떤 역할을 하는지 강력한 단서를 제공한다.

원하는 일만 기억하게 한다

재생 이벤트의 횟수는 단서 주기에 따라 변화하지 않으며, 활동의 패턴에만 영향을 받는다. 이는 단서 주기가 기억 강화의 양을 늘려주는 것이 아니므로 어떤 기억을 강화하는지 결정할 정도로 뇌의 자원도 사용하지 못한다는 의미다. 이는 최근 다른 연구에서 두 가지 곡을 배운 사람에게 낮잠을 자게 하면서 SWS 상태에서 배운 곡 가운데 하나를 들려주었을 때 나온 결과와 일치한다.

사람들은 낮잠을 자고 난 뒤 두 곡 모두를 더 잘 연주했지만, 잘 때 들려주었던 곡을 확실히 더 잘 연주했다. 자는 동안 어떤 음악도 들려주지 않은 사람들의 연주는 음악을 들려준 사람들이 '단서를 받은(cued)' 곡과 '다른 곡 (uncued)'을 연주할 때의 중간 정도였다. 여기서 우리가 내린 결론은 다음과 같다. "수면으로 기억을 처리할 수 있는 용량이 늘어나긴 하지만 단순히 증가 한다기보다는 편향적으로 증가한다".

다시 말해, 자면서 기억이 강화되는 양을 늘릴 수는 없을지 모르지만, 어떤 기억을 강화하는지에 영향을 줄 수는 있다는 것이다. 비록 다른 기억을 희생 해야겠지만……. 추가적인 연구로 이러한 사실이 확인된다면, 자면서 원하는 일만을 기억하게 하거나 외상 후 스트레스 장애 환자의 원치 않는 기억을 간 접적으로 억압하는 데 응용할 수 있을 것이다.

자면서 생각하기!

이 모든 이론이 옳다면 자는 동안 일어나는 과정에 의해 결과적으로 낮에 경 험한 일 가운데 일부가 점차 해마의 임시 기억 저장소에서 대뇌 피질의 장기 기억 네트워크로 이동할 것이다. 게다가 새로운 경험이 기존 기억과 지식에 더해져 통합된다는 추가적 장점도 생긴다.

더 깊은 통찰로 이끄는 몇 가지 단서가 있다. 예를 들면 A>B, C>D처럼 한 쌍씩 짝을 이루어 일대일 관계를 학습한 사람들은 학습을 마친 뒤 바로 테스 트를 하면, 이를테면 A>B>C>D 같은 관계에서 더 깊은 관계(이를테면 A가 D보 다 큰가?)를 유추해내지 못한다. 하지만 시간이 흐르고, 잠을 잔 후에는 직접적 관계가 없더라도 A>D 같은 추론을 잘하게 된다. 이런 통찰력은 수면이 이전에는 해결하지 못했던 문제를 해결하는 능력을 키워준다는 최근의 연구 결과를 설명해준다. 하지만 이는 어려운 문제에만 해당된다. 이것은 새로운 정보가 자는 동안 기억의 네트워크에 통합되어 깨어난 뒤 통찰력이 나타난 결과일 수 있다. "자면서 생각해보라"는 오래된 격언이 생각했던 것보다 훨씬 많은 의미가 있는 것처럼 보이기 시작한다.

4

기이한 사례 : 기억상실, 최면, 데자뷔

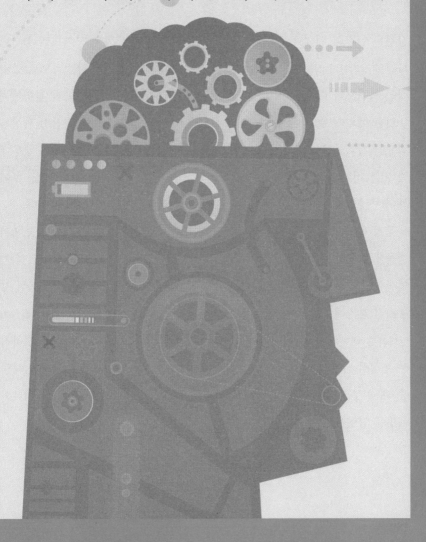

4-1 기억상실 유전자

라자마나르 라마수부

감정은 인간의 기억에 큰 영향을 미친다. 건강한 사람은 감정적으로 강렬한 사건(긍정적인지 상처를 주는 감정인지는 중요하지 않다)일수록 감정적으로 중립적인 사건보다 더 잘 기억하는 경우가 많다. 하지만 이런 심리학적 경향에는 뚜렷한 예외가 한 가지 있다. 몇몇 사람은 극도의 스트레스와 정신적 외상을 겪으면 기억상실이 나타나 과거의 사건을 기억하지 못하게 된다. 어떤 경우에는 이를 계기로 기억이 대규모로 삭제되기도 한다. 그리하여 어디에 살고, 이름이 무엇인지 등 자신의 정체성에 관한 기초적 사실도 기억하지 못한다.

부정적 감정에서 유발된 기억상실은 극도의 트라우마와 끔찍한 공포에서 생물을 보호하는 정신적 방어기제로 여겨진다. 그러나 여러 연구에 따르면 기억상실에서 유발된 감정도 적절한 대처를 하는 데 방해가 되어, 사람들이 고통스런 감정에 대응하는 방법을 배우지 못하게 한다(이런 감정이 다시 나타나지 않더라도, 내면에 잠재되어 있을 가능성이 있으므로 심리적으로 영향을 미친다). 따라서 부정적 감정이 어떻게 기억상실을 유발하는지, 충격적 사건에 노출된 사람 중 왜 일부만 감정에서 유발된 기억상실을 겪는지 이해한다면 임상 치료와 예방에 영향을 미칠 수 있다.

스트레스의 유전

런던에 있는 웰컴 트러스트 신경영상센터의 신경과학자 브라이언 스트레인지(Bryan Strange) 연구팀은 정서적 기억상실에서 세로토닌 수용체(serotonin transporter) 유전자, 즉 5-HTTLPR가 어떤 역할을 하는지 조사했다(그러한 수용체 유전자는 뇌세포 사이에 세로토닌을 전달하면서 주요 조절자 역할을 하는 세로토닌 수용체의 가용성에 영향을 미친다). 세로토닌 운반 유전자가 외상 후 스트레스 장애처럼 스트레스에서 유발된 정신 장애에 어떤 영향을 미치는지 널리 연구되고 있다. 최근 과학자들은 5-HTTLPR 유전자의 길이가 짧은 사람이 스트레스를 받으면 우울증에 걸리는 경우가 많고, 외상 후 스트레스 장애에 걸릴 위험도 높아진다는 사실을 발견했다. 게다가 이 짧은 유전자형은 불안을 잘 느끼는 기질과도 연관이 있어 불안이나 우울증에 걸리기 쉽다.

이 실험에서는 5-HTTLPR 유전자가 짧은 사람들에게 일련의 중립적 단어(수확, 어린이, 생각 등)를 제시한 다음 감정적 단어(강간, 낙태, 암 등)를 제시하자, 5-HTTLPR 유전자가 긴 사람들보다는 중립적 단어를 기억하는 데 어려움을 나타냈다. 하지만 감정적 단어를 기억하는 데에는 아무런 영향을 미치지 못했다는 것은 주목할 만하다. 그렇다면 이러한 데이터가 의미하는 것은 무엇일까? 5-HTTLPR 유전자가 감정적 기억을 방해하는 경우는, 트라우마를 경험하기 전에 일어난 사건을 기억하지 못하는, 감정이 유발하는 퇴행적 기억상실만으로 한정된 것 같다. 그에 반해서 다른 세로토닌성 유전자나 신경전달물질 시스템 관련 유전자는 감정적 단어를 기억하는 데 영향을 미치는 듯하다.

이들 실험을 바탕으로 저자들이 내린 결론은, 정서적 기억은 여러 유전자가 연관된 복잡한 현상이라는 것이다. 세로토닌 수용체 유전자가 감정이 유발하는 퇴행적 기억상실에 영향을 미치긴 하지만, 모든 유형의 감정 유발 기억상실의 원인은 아닌 것으로 보인다.

편도체와 기억

편도체는 감정적 기억의 강화뿐만 아니라 감정을 느끼고 표현하는 데도 매우 중요한 뇌의 영역이다. 편도체는 적당히 활성화된 수준에서는 장기 기억 형성에 관련된 영역인 해마의 기능을 확장해주는 것으로 보인다. 하지만 트라우마를 유발하는 사건을 경험하면서 편도체가 크게 흥분하게 되면 해마의 기능이 억제되고 기억이 손상되기 시작한다. 5-HTTLPR이 짧은 사람들은 감정적 자극으로 인해 편도체의 반응이 커진다는 연구 결과도 있다. 이들의 편도체가 지나치게 활성화되는 것은, 부분적으로는 그들이 감정 유발 기억상실에 걸리기 쉬운 이유를 설명해줄 수도 있다. 하지만 이 모델은 왜 기억 손상이 부정적 감정을 주는 사건 이전의 사건에만 적용되고, 부정적 사건 자체에는 적용되지 않는지에 대해서는 답을 주지 못한다.

이 연구를 이용해 할 수 있는 일로는 예방적 유전자 검사가 있다. 고위험군 환자나 군인, 어린 시절 트라우마를 겪은 사람들을 대상으로 짧은 유형의 5-HTTLPR 유전자를 보유했는지 검사하면 의사나 치료사들이 집중적으로 치료할 수 있다. 이론적으로는 약물이나 인지 전략을 개발해 짧은 세로토닌 수용체 유전자의 발현을 조절하거나 억제하는 것이 가능하며, 이는 외상 후 스트레스 장애나 기타 스트레스 유발 정신 장애를 예방하고 치료하는 데 유용할 것이다. 연구원들은 또한 기능적 뇌 영상 연구를 통해 부정적 자극에 대한 편도체의 반응과 해마에서 보이는 감정적 기억 영역의 상호작용에 대한 유전자적 토대를 더 잘 이해하게 될 것이다. 결론적으로 짧은 5-HTTLPR 유전자와 감정 유발 기억상실의 연관성을 보여주는 이 글은 스트레스가 유발하는 정신 장애에 대한 이해가 얼마나 발전했는지 보여주며, 정신 질병에 대한 위험 요소를 기반으로 개인화된 정신 건강을 관리할 장(場)을 마련해준다.

4-2 최면, 기억, 그리고 뇌

아만다 바니에 · 로셸 콕스 · 그렉 세비지

오랫동안 최면은 정체를 알 수 없는 정신적 현상을 재현해 연구에 도움을 주는 소중한 기법으로 여겨졌다. 이러한 접근법의 대표적 사례로 최면후기억상실(posthypnotic amnesia, 이하 PHA로 표기)이라는 기법이 있다. 이는 일반적으로 일종의 심리적 외상(뇌 손상이나 질병이 아닌)으로 인해 갑자기 기억을 상실하는 기능적 기억상실 등의 기억 장애를 모형화하는 것이다. 최면술사들은 최면에 걸린 사람에게 최면 후 '취소' 신호(이를테면 "이제 당신은 모든 것을 기억합니다")를 들을 때까지 특정한 일에 대해 기억하지 못한다는 것을 암시해 PHA 상태를 만들어낸다. PHA는 보통 구체적 암시를 받거나 최면에 걸리기 쉬운 사람일 경우에만 일어난다. 연구 결과에 따르면 이런 최면 상태가 실제로 기억과 연관된 뇌 활동에 영향을 미친다고 한다.

PHA로 쉽게 최면에 걸리는 사람들은 보통 외현 기억(explicit memory)이 손상되었거나, 암시된 사건이나 물건을 의식적으로 기억하는 것을 어려워한다. 또한 암묵 기억(implicit memory)과 외현 기억이 분열되어 있어서 이미 정보를 잊어 기억하지 못하면서도 그 정보가 계속해서 그들의 행동과 사고, 활동에 영향을 미친다. 망각은 다시 원래대로 되돌릴 수 있다. 즉 암시가 취소되면 기억은 다시 원래대로 되돌아간다. 이러한 분열과 가역성이라는 두 가지 특징으로 인해 PHA가 기억의 부호화가 잘못된 것이거나 정상적 망각의 결과가 아님을 확인할 수 있다. PHA가 취소되면 빠르게 제자리로 돌아오기 때문이다. 오히려 PHA는 기억 내부에 안전하게 저장된 정보를 일시적으로 조회하지 못하는 상태를 나타내는 것이다. 그런 이유로 연구에 유용한 도구가 된다.

　연구원들이 PHA를 실험실에서 기능적 기억상실의 유사품으로 사용했던 이유는 이들 사이에 몇 가지 공통점이 있기 때문이다. 이를테면 기능적 기억상실에 대한 사례 연구에서는 폭력적 성적 학대나 연인의 죽음 등 트라우마를 겪은 뒤 사적인 과거의 일을 전부 혹은 일부 기억하지 못하는 사람들을 볼 수 있다. 하지만 PHA의 경우처럼 그들은 망각한 사건에 대한 '암묵적(implicit)' 단서를 보여주고 있는지도 모른다. 예를 들면 기능적 기억상실 환자들은 의식적으로는 기억하지 못하지만 무의식적으로 가족의 전화번호를 누른다(반면, 외현적 기억은 어린 시절 생일이나 어제저녁 무엇을 먹었는지에 대한 기억처럼 의식적 기억이다). 그리고 갑자기 기억을 잃어버린 만큼 다시 회복하는 것도 순식간에 이루어진다.

뇌에서의 망각

하지만 PHA와 기능적 기억상실을 비교하는 것이 의미가 있으려면, 그들이 근본적 과정을 공유한다는 사실을 알아야 한다. 이를 시험하기 위한 한 가지 방법은 PHA와 연관된 뇌의 활동 패턴을 파악하는 것이다. 《뉴런(Neuron)》지에 발표된 한 논문에는 이스라엘 바이츠만연구소의 신경과학자 아비 멘델슨(Avi Mendelsohn)과 동료들이 이를 위해 fMRI를 이용한 사례가 나온다. 그들은 주의 깊게 실험 참가자 25명을 모집했다. 모두 최면에 잘 걸렸던 이들은, 미리 진행한 테스트에서 절반은 PHA 암시에 반응을 보였고('PHA 집단'이라고 부름), 나머지는 반응을 보이지 않았다('비PHA 집단'이라고 부름). 실험 일정 중 '연구' 시간에 참가자들은 45분 길이의 영화를 한 편 보았다. 일주일 뒤 '시험' 시간에 참가자들은 실험실로 돌아와 fMRI 촬영 장비 안에 누운 상태에서 최면에 걸렸다. 최면 도중 PHA 집단과 비PHA 집단 모두 깨어나라는 신호를 들을 때까지 영화의 내용을 잊으라는 암시를 받았다.

　최면이 풀린 뒤 참가자들은 두 번씩 테스트를 했고, fMRI 스캐너가 참가자들의 뇌 활동을 기록했다. 첫 번째 테스트에서는 영화 내용(예를 들면 여배우가 집에 가는 길에 이웃집 문을 두드렸는가 등)에 대해 40가지 질문을 했고, 영화를 보던 곳의 주변 환경(예를 들면 영화를 보는 도중에 연구실 문이 닫혀 있었는가 등)에 대해 20가지 질문을 했다. 이들 질문에는 "예", "아니요"로 답하게 되어 있었다. 두 번째 테스트에서는 참가자들에게 동일한 인지 질문을 60가지 던졌다. 그리고 그들이 처음 들은 것은 PHA에서 깨어나라는 신호였다. 따라서 테스트 1은 PHA 상태에서 기억력과 뇌의 활동을 측정하고, 테스트 2는 PHA가 끝난 상태에서 기억력과 뇌 활동을 측정한 것이다.

　멘델슨과 동료들은 테스트 1에서 PHA 집단(PHA를 경험할 수 있는 사람들)이 비PHA 집단(PHA를 경험할 수 없는 사람들)보다 영화 내용을 잘 기억하지 못한다는 사실을 발견했다. 하지만 테스트 2에서 암시가 풀리고 나자 상황이 뒤바뀌었다. PHA 집단 사람들은 비PHA 집단만큼 영화 내용을 정확하게 인지

했다. 하지만 다소 놀라운 점은, 잊으라는 암시가 결과적으로 선택적이었다는 사실이다. PHA 집단 사람들은 영화 내용을 잊으라는 암시를 받은 뒤 영화 내용을 기억하는 데 어려움을 겪었지만 영화를 보던 주변 환경을 기억하는 데는 전혀 어려움이 없었다.

이 발견(PHA가 과거를 기억하는 능력을 일시적으로 방해한다) 덕분에 몇십 가지 최면 연구가 시작되었다. 멘델슨 팀의 연구는, PHA가 뇌 활동의 특별한 패턴과 연관이 있다는 사실을 밝혔다는 점에서 전체적으로 새로웠다. 정상적 기억 활동과 마찬가지로 비PHA 집단 사람들이 인지 작업을 수행하고 영화에서 벌어진 사건을 제대로 기억했을 때, fMRI에서는 시각 처리를 담당하는 영역(후두엽)과 언어로 된 시나리오를 분석하는 영역(좌측두엽)에서 활동 수준이 높게 나타났다. 이와는 완전히 대조적으로 PHA 집단 사람들이 인지 작업을 수행하고 영화 내용을 잘 기억하지 못했을 때, fMRI에서는 이 영역의 활동이 거의 나타나지 않거나 보이지 않았다. 또한 fMRI는 다른 뇌 영역의 조절 활동을 담당하는 영역(전전두엽)의 활동이 늘어난 것을 보여주었다.

지금까지는 괜찮았다. PHA 집단 사람들을 대상으로 뇌의 활동을 fMRI로 측정하니 기억의 실패와 관련이 있는 것으로 나타났다. 하지만 활동의 감소가 기억이나 망각과는 무관하게 그들(PHA 집단)에게서 늘 나타나는 거라면? PHA 집단에 영화의 내용에 관한 질문을 했을 때에만(대답을 제대로 하지 못했다) 활동 감소가 나타나고, 영화를 볼 때의 주변 상황에 대해서 질문하니(대답을 제대로 했다) 활동 감소가 나타나지 않기 때문에 이런 가능성은 배제할 수 있다. 실제로 주변 상황을 묻는 질문을 했을 때 그들은 비PHA 집단 사람들과 동일한 활동을 보여주었다. 그렇다면 활동 감소가 일시적 억압이 아니라 정보를 완전히 망각한 결과로 나타나는 건 아닐까? 우리는 이런 가능성 또한 배제할 수 있다. PHA 집단 사람들이 최면에서 풀려나자마자 (비PHA 집단 사람과 마찬가지로) 정상적 활동을 보여주었기 때문이다.

최면은 진짜다

멘델슨 팀의 연구가 중요한 이유는, 최면 암시가 단지 행동이나 경험뿐 아니라 뇌의 활동에도 영향을 미친다는 것을 보여주었기 때문이다. 최면의 효과는 진짜다! 이 사실은 초기 연구에서 명확히 밝혀졌다. 이를테면 심리학자 데이비드 오클리(David Oakley, 유니버시티 칼리지 런던)와 동료들은 다리가 마비되었다는 순수한 최면에 걸린 사람의 뇌 활동과 최면에 걸리고 마비 상태인 척하는 사람의 뇌 활동을 비교했다.

이 연구 역시 중요한 이유는 PHA와 기능적 기억상실이 공유한다고 가정했던 뇌 처리 과정을 처음으로 특정했기 때문이다. 멘델슨과 동료들은 PHA에서 보이는 뇌의 활성화가 전전두엽 피질에서 활동이 증가했기 때문에 나타난 둔화(기억물질을 초기에 빠르게 억제하는 것)라고 주장했다.

하지만 억압 메커니즘은 무엇을 억압할지 어떻게 결정할까? 이 연구에서 PHA의 영향을 받은 것은 영화의 내용이지 영화를 볼 때의 주변 상황은 아니었다. 기억이란 어떤 사건의 '무엇', '어떻게', '언제', '어디서'가 얽히고설켜 있는 것이므로, 영화의 내용과 상황에 대한 구분이 모호해질 수도 있다(이를테면 '핸드헬드 카메라로 촬영된 영화인가?'). 이처럼 세밀하게 분류하려면 뇌의 억제 처리 모듈은 아마도 충분히 높은 수준에서 정보를 처리해야 할 것이다. 그러나 이런 모듈은 빠르게 움직여 전의식 상태에서 지각도 하기 전에 정보가 활성화하는 것을 억압해야만 한다. 전자식 뇌촬영도(magnetoencephalography, MEG)처럼, fMRI보다 시간 해상도가 우수한 뇌 영상 기술은 이렇게 복잡하면서도 빠르게 작용하는 역설적 문제를 해결하는 데 도움을 줄 수도 있다.

우리는 또한 PHA 내부의 억압 메커니즘이 실험실과 세상의 수많은 망각을 어떻게 관련짓는지 알고 싶다. 전략적이고 노력이 필요한 의식적 망각(이를테면 억제)이 있는 반면, 자동적이고 노력이 필요 없는 무의식적 망각(이를테면 충동)도 있다. PHA와 기능적 기억상실의 공통된 특징을 알아보았으니, 이제는 공통된 처리 과정(예를 들면 전략 사용, 동기화, 인지 수준 등)을 아주 상세하게 살펴보고 비교해야 한다.

마지막으로 PHA의 신경적 토대는 영상 연구의 중요한 측면(암묵적 기억과 외현 기억의 분열)과 통합해서 생각하면 더욱 명확해질 것이다. PHA(와 기능적 기억상실) 상태에 있는 사람은 특정한 정보를 명시적으로 기억하지는 못하지만, 암묵적 측정에 대한 구성요소의 단서는 볼 수는 있다. 예를 들면 한 참가자는 PHA 상태에서 이전에 학습한 'doctor(의사)'라는 단어를 기억하지 못한다고 해도, 'd_ _t_r'의 빈칸은 문제없이 채울 수 있다. 멘델슨 팀은 암묵적 기억을 평가하지는 않았다. 그보다는 어떤 의미에서 외현 기억과 암묵적 기억을 혼동하는 인지 능력을 시험했다. 우리는 영화의 내용을 명시적으로 기억하려고 애쓰는 PHA 집단의 뇌 촬영 사진(앞에 나온 것처럼 활성화된 영역이 감소했을 것이다)과 동일한 집단이 영화의 암묵적 기억 측정을 완성하려고 할 때의 뇌 촬영 사진(정상적인 활성화 상태를 보일 것이다)을 비교하려고 한다. 이는 까다로운 문제다. 영화나 자전적 기억처럼 복잡한 기억을 암묵적으로 측정하는 방법은 찾아내기도, 구축하기도 어렵다. 하지만 망각이라는 흥미로운 과정에 포함된 신경의 완전한 모습을 찾아내는 데 도움이 될 것이다.

4-3 기이하게 친숙한

우베 볼프라트

한 번도 가본 적이 없는 그림 같은 작은 도시의 혼잡한 도심지 거리를 운전하고 있다. 교통 신호가 빨간색으로 바뀌자 나는 정지한다. 왼쪽에서 한 노부인이 교차로를 건너기 시작한다. 갑자기 내가 이곳에 온 적이 있다는 생각이 나를 감싼다. 같은 자동차, 같은 교차로, 같은 노인…, 노인이 교차로로 들어오는 모습도 똑같다. 하지만 노부인이 내 차 앞범퍼에 부딪히자 내가 떠올리던 기억과 어긋나기 시작한다. 그리고 내가 여기 온 적이 없다는 것도 깨닫는다. 친숙함이 어디론가 사라진다.

여러 다양한 연구에 따르면 사람들의 50~90퍼센트가 이런 '데자뷔' 현상을 경험한다고 한다. 전에도 이런 상황을 겪은 것 같고 세세한 부분까지 똑같다는 막연한 느낌이 들지만 언제인지는 말할 수 없다. 그런 느낌은 보통 몇 초 정도 지속될 뿐이다. 10대나 같은 성인이라 해도 나이가 젊을수록 이런 몽환적 상태와 자주 맞닥뜨린다. 하지만 모든 연령대에서 데자뷔를 경험하며, 특히 피곤한 상태일 때나 스트레스 때문에 예민한 상태일 때 많이 경험한다. 아주 소수이긴 하지만 데자뷔의 반대인 미시감(jamais vu)을 경험하는 사람도 있다. 이들은 아는 사람을 만났는데 처음 보는 사람이라고 하거나 친숙한 장소가 처음 와보는 곳이라고 우긴다.

데자뷔라는 말은 프랑스어로, '이미 보았다(seen already)'라는 뜻이며 1876년 프랑스 의사 에밀 부아라크(Émile Boirac)가 처음 사용했다. 20세기 전반에 걸쳐 심리학자들은 프로이트를 기반으로 데자뷔를 설명했다. 즉 이것이 억압된 기억을 소환하려는 시도라고 했다. 이런 '기억 착오(paramnesia)' 이론에서는 원래 사건이 어떤 식으로든 고통과 관련되어 있고, 의식적 인지 과정에서 억압을 받아 더는 기억을 통해 접근할 수 없다고 주장한다. 따라서 나중에 비슷한 사건이 일어나도 명확하게 기억을 끌어내지 못하지만 어떤 식으로든 원래 사건의 자아(ego)를 떠올리게 해 불편한 친숙함을 느끼게 한다는 것이다.

데자뷔를 경험한 사람 대다수가 그런 현상이 어떤 신비로운 힘이나 전생, 윤회를 나타내는 계시라고 믿는다. 그렇게 생각하는 이유는, 어떤 에피소드의 전체를 논리적 생각과 명확한 이해가 지배하므로 초자연적인 힘 말고는 이를 설명할 방법이 없다고 생각하기 때문이다.

이러한 억측에 만족하지 못한 과학자들이 오랫동안 데자뷔의 물질적 원인에 대한 실마리를 찾았지만 찾기가 쉽지 않았다. 그 이유는 데자뷔는 미리 예고를 하지 않기 때문이다. 과학자들은 대부분 실험 대상자의 기억에 의존할 수밖에 없었다. 하지만 충분한 사례가 조사됐고 전문가들은 데자뷔가 무엇인지, 왜 일어나는지 정의 내리기 시작했다.

환각은 아니다

먼저, 데자뷔와 다른 특이한 인지 경험을 구별할 필요가 있다. 데자뷔에서 보이는 장면들은 환각과는 다르다. 환각은, 이를테면 정신적 질병이나 LSD 같은 마약의 영향을 받아 뇌의 균형 감각이 사라지고 시각, 청각 등 기타 감각의 인지력이 커지는 것이다. 오재인(fausse reconnaissance, 거짓 재인식) 역시 다르다. 이 증상은 정신분열의 한 단계에서 자주 나타나고 몇 시간 동안 지속되기도 한다.

측두엽 간질에 시달리는 환자 역시 데자뷔와 비슷한 경험을 한다. 예를 들면 한 일본인 남성 환자는 자신이 몇 년 주기로 살며 결혼을 반복한다고 믿었다. 이러한 반복에서 필사적으로 벗어나려 했던 그는 되풀이해 자살을 시도했다. 하지만 이 현상은 데자뷔와는 확연히 다르다. 측두엽 간질 환자는 자신이 경험하는 것이 과거의 상황과 똑같다고 확신하는 반면, 데자뷔를 경험하는 사람은 곧바로 그것이 착각이며 비합리적이라는 사실을 깨닫는다.

독일 마르틴루터 할레비텐베르크대학 학생 220명 이상을 대상으로 실시한 설문 조사에서 데자뷔를 경험한 뒤 응답자 80퍼센트가 (잊고 있던) 과거 사건 중에서 데자뷔와 정말 비슷한 사건을 기억해낼 수 있었다고 밝혔다. 이 조사에 따라 인지심리학자들은 이른바 암묵적 기억, 즉 비서술 기억을 담당하는 무의식적 과정에 주목하기 시작했다. 이들은 우리의 신경 네트워크에서 지워지지 않았는데도 우리가 오랫동안 잊고 있었으며 의식적으로 꺼내보려 하지 않은 것들이다. 벼룩시장에서 오래된 찬장을 하나 보았다고 하자. 갑자기 보면 볼수록 이상하게 친숙한 느낌이 든다. 아마도 어린 시절 할머니, 할아버지 댁에 이와 비슷한 벽장이 있던 것을 잊었거나 기억하지 못했기 때문일 수 있다.

한 관련 이론은 어린 시절 부분적 일면에만 노출되어도 전혀 다른 맥락에서 사람이나 장소, 사건을 익숙하게 지각할 수 있음을 시사한다. 아마도, 어린 시절 부모님과 함께한 휴가에서 어느 벼룩시장에 갔을 때 누군가 낡은 찬장을 팔았을 수도 있다. 혹은 어린 시절에 갔던 벼룩시장에서 났던 냄새를 맡았을 수도 있다. 단 하나의 요소 중 일부만 의식적으로 저장되어 있어도 스스로에 대한 잘못된 정보를 현재로 보내고 익숙한 감정이 나타나게 할 수 있다.

정보의 무의식적 처리

이러한 가정들은 정보의 무의식적 처리에 기반을 두는데, 궁극적으로 데자뷔의 원인을 우리가 관심을 처리하는 방식의 차이로 본다. 붐비는 거리에서 운전을 하며 교통 흐름에 집중하고 있다고 해보자. 한 노부인이 인도에 서 있다. 주변 시야에서 그 노부인이 보이지만 실제로는 의식적으로 인지하지 못한다. 몇 초 뒤 교통 신호에 따라 정지한다. 이제 주위를 둘러볼 여유가 생겼다. 노부인이 눈에 들어왔을 때, 노부인은 지팡이에 몸을 의지하고 있어서 인도에서 교차로에 들어가기 위한 발걸음을 떼지 못한다. 갑자기, 할머니가 누군가와 많이 닮았다고 느낀다. 비록 그 노부인을 본 적도 없고 이 교차로에 와본 적도 없지만. 처음 다른 곳에 한눈을 팔 때 지각했던 노부인의 모습에, 완전히 집중했을 때 지각했던 두 번째 영상이 곧이어 뒤따른다. 조금 전에 의식적 관심 없이 정보를 받았기 때문에 이제 장기 기억으로 잘못 해석된다.

잠재의식에 관한 연구는 이 이론에 실증적 뒷받침을 해준다. 1989년 현재

워싱턴대학에 재직 중인 심리학자 래리 자코비(Larry L. Jacoby)가 이끄는 팀
은 테스트 대상자들을 한 방에 모아놓고 화면에 한 단어를 아주 짧게 보여주
었다. 순식간에 지나가서 보는 사람이 마음에 하나의 단어로 기록할 수 없었
지만, 뇌의 시각 영역 어딘가에서 시각적 인상을 받아들였을 것이다. 얼마 뒤,
자코비가 똑같은 영상을 조금 더 길게 보여주자 참가자들은 전에 봤던 단어
라고 되풀이해 주장했다. 잠재적 자극을 무의식적으로 처리하는 과정은 나중
에 유사한 자극을 인지했을 때 더 빠른 속도로 처리하게 한다. 점화(priming)
라고 알려진 이 과정은 그동안 폭넓게 연구되었다.

점화를 비롯한 주의 특성(attention traits)은 데자뷔를 포함한 일반적 환경에
도 잘 들어맞는 것으로 보인다. 1900년대 초기 네덜란드 심리학의 기반을 닦
았던 헤라르드 헤이만스(Gerard Heymans)는 6개월 동안 학생 42명을 관찰했
다. 학생들은 데자뷔 현상을 경험하면 즉시 짧은 질문지에 기록을 남겼다. 헤
이만스가 내린 결론은 기분이 자주 변하거나 무관심한 사람, 업무 패턴이 불
규칙한 사람들이 그런 환상에 빠지기 쉽다는 것이었다. 다른 관찰자들은 극도
의 피로를 느끼거나 스트레스를 심하게 받은 사람들이 데자뷔를 경험하기 쉽
다고 보고했다.

할레-비텐베르크에서 수행된 어느 독립적 연구에서는 46퍼센트의 학생들
이 정신 상태가 편안할 때 데자뷔 현상이 나타났으며, 그중 3분의 1은 자신의
상태가 행복하다고 말했다. 데자뷔 현상은 지나치게 주의를 기울여 긴장이 고
조되었을 때 나타나기도 하지만, 피곤하거나 주의력이 약해지기 시작할 때 휠

썬 많이 나타나는 것으로 보인다. 새롭게 발표된 연구 역시 환상이나 백일몽에 쉽게 빠지는 사람들에게 데자뷔가 잘 나타난다고 지적한다.

측두엽과 데자뷔

데자뷔의 신경학적 기초에 대한 이해는 분명 과학자들이 데자뷔의 원인을 파악하는 데 도움이 될 것이다. 하지만 신경 연결은 부분적으로만 이해되고 있다. 오랫동안 신경 전달의 지연이 데자뷔의 원인이라는 학설이 일반적으로 받아들여졌다. 우리가 무언가를 지각할 때 서로 다른 경로에서 온 정보의 조각들이 대뇌의 정보처리센터에 전달된다. 그리고 당연하게도 서로 합쳐져 꾸준하게 인상을 만들어낸다. 전달 과정 일부에서 지연이 생긴다면 혼란에 빠져 데자뷔가 일어난다는 주장은 설득력이 있다.

1963년 보스턴재향군인병원에서 일하던 로버트 에프론(Robert Efron)은 이런 일반적 개념을 시험했다. 실험 후 그는 뇌의 좌반구 측두엽이 하는 일은 입력된 정보를 제시간에 분류하는 것이라고 결론을 내렸다. 또한 이곳에서는 시각 경로를 통해 몇 밀리초 간격으로 두 번씩 신호를 받았다. 한 번은 직접 오는 신호였고, 다른 한 번은 우반구를 거치는 정상적 우회로를 통해서였다. 만일 어떤 이유로 우회로를 통한 전달이 지연된다면, 좌측두엽은 두 번째 신호가 도착했을 때 시간을 기록할 것이고, 시각적 광경을 이미 일어났던 것으로 해석할 수 있다.

에프론의 이중 인지 이론은 아직 반박되지 않았고 인정받지도 못했다. 하지만 측두엽이 결정적 역할을 하는 것으로 보인다. 이곳이 손상된 환자들 일부는 자주 데자뷔를 경험한다고 알려졌다. 측두엽에 발작이 일어나서 기억 같은 환영이 생생하게 나타나는 측두엽 간질 환자들도 마찬가지였다. 그래서 일부 학자들은 데자뷔가 뇌의 작은 회로에 문제가 생긴 것에 불과하다고 생각한다.

뇌 수술 도중 관찰한 결과 역시 측두엽을 가리킨다. 그 첫 번째는 몬트리올 신경학연구소의 신경외과 의사 와일더 펜필드(Wilder Penfield)에게서 나왔다. 1950년대, 그는 지금은 널리 알려진 실험에서 뇌를 열고 수술하는 도중 측두엽을 전기적으로 자극했다. 자극하는 동안 환자는 수시로 꿈과 유사한 상태, 혹은 데자뷔 상태가 되었다. 비슷한 사례가 1994년 파리 폴 브로카 센터의 장 방코(Jean Bancaud) 팀이 작성한 논문에서 소개되었다. 측두엽의 측면과 중앙 부분을 자극하자 때때로 데자뷔를 비롯한 꿈과 비슷한 상태에 빠졌다.

기억 없는 기억

인위적으로 유도한 데자뷔가 자연적으로 발생할 때와 얼마나 유사한지 의문이 생기기는 해도 이런 결과들은 흥미롭지 않을 수 없다. 어쨌든 신경과학자들은 측두엽 중앙부가 서술 기억, 의식적 기억과 직접적으로 관련이 있다는 사실을 증명했다. 우리가 영화를 보듯이, 지각한 사건을 일화로 저장하고 나중에 기억할 수 있게 하는 해마 역시 이 영역에서 볼 수 있다.

측두엽 중앙부에 있는 해마방회(parahippocampal gyrus), 후각 피질, 편도체

등도 역시 모두 기억과 밀접한 관련이 있다. 1997년 스탠퍼드대학의 존 가브리엘리(John D. E. Gabrieli) 팀은 해마가 사건을 의식적으로 기억하게 하고, 해마방회가 친숙한 자극과 낯선 자극을 구분한다는 것을, 또한 기억에서 생생한 일화를 끄집어내지 않아도 그렇게 할 수 있다는 사실을 입증했다.

결과적으로 뇌의 많은 영역이 데자뷔와 관련이 있는 것으로 보인다. 데자뷔를 경험함으로써 유발되는 감정, 자신이 주위에서 소외되었다는 느낌은 물론이고 시간 감각을 상실했다는 느낌 등 복잡한 과정이 데자뷔와 관련되어 있다는 것을 나타낸다. 데자뷔가 일어나면 우리는 잠시 동안 현실을 혼동한다. 신경과학자들에게 이들 작은 오류는 의식의 작용에 대한 엄청나게 소중한 통찰을 제공한다. 데자뷔를 더 깊이 연구하면 우리가 우리의 기억을 기만하는 방법은 물론이고, 결과적으로 뇌가 일관적으로 현실과 유사한 기억을 이끌어내는 방법을 설명하는 데에도 도움을 줄 것이다.

5

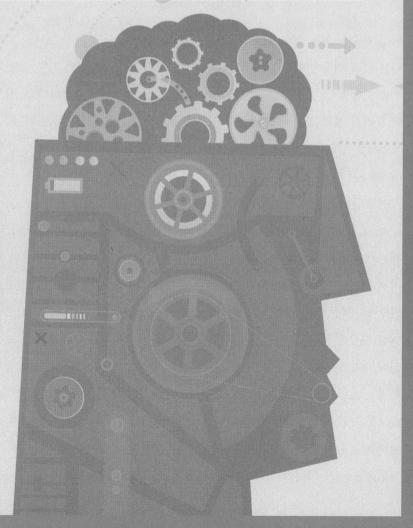

트라우마

5-1 만성 통증이 기억과 기분에 미치는 영향

스테파니 서덜랜드

만성 통증을 안고 살아가는 사람들은 만성 통증이 단지 육체가 느끼는 기분 나쁜 감각 이상이라는 것을 안다. 불분명한 생각, 오류투성이인 기억, 불안과 우울증 등이 장기적 통증과 함께 나타난다는 것은 이 병이 단순히 통증 신호에 문제가 생긴 것이 아닌 전체적인 뇌에 장애가 있는 것임을 암시한다. 최근 노스웨스턴대학 연구에서는 해마의 손상이 그 하나의 원인일 수 있다고 밝혔다. 해마는 학습과 기억, 감정 처리에 결정적 역할을 하는 영역이다.

연구원들은 해부학적 뇌 스캔을 이용해 복합부위통증증후군(complex regional pain syndrome)이나 등에 만성 통증이 있는 사람은 건강한 사람보다 해마가 작다는 사실을 발견했다. 그런 다음 이들은 이 영역이 만성 통증의 인지적 측면에 어떻게 영향을 미치는지에 대한 추가적 단서를 찾으려고 생쥐를 연구했다. 《신경과학 저널(Journal of Neuroscience)》에 발표된 내용에 따르면 만성 통증을 앓는 생쥐는 정서적 학습 테스트에서 문제점을 나타냈고, 보통 생쥐보다 유사불안 행동이 더 많이 나타났다. 해마에서는 전기적 신호와 생화학적 신호에 문제가 생겼다. 아마도 가장 눈에 띄는 현상은 생쥐가 해마에서 새로운 뉴런을 생산하지 못한다는 점일 것이다. 성체가 된 생쥐와 인간의 뇌에서 새로운 뉴런이 성장하지 못하는 영역은 아주 극소수이다.

연구를 이끈 바니아 압카리안(A. Vania Apkarian)은 인간의 해마 크기 차이

160

가 뉴런이 성장하지 못한 이유를 비롯해 여러 문제점을 설명해줄 수도 있지 않을까 생각했다. 새로운 뉴런이 형성되지 못하면 기억과 감정 처리 과정에 문제가 생긴다. 몸에서 지각할 수 있는 통증의 부위를 대상화하려고 노력하는 것 외에도 '만성 통증 때문에 겪는 고통'을 뇌 기반 장애의 하나로 다루는 것의 중요성을 강조하는 연구 결과라는 것이 압카리안의 말이다.

5-2 기억은 사라지지만, 감정은 지속된다

캐서린 하먼

슬픈 영화를 보면 얼마나 오랫동안 울적한 느낌이 드는가? 슬픈 일에 대한 기억은 사라져도 그에 대한 감정은 오랫동안 지속된다. 기억이 손상된 사람들은 강렬한 감정을 남긴 사건 자체는 잊더라도 감정은 한참 후까지 간직하는 것으로 보인다. 실제로 그들은 사건에 대한 기억을 가진 사람보다 오랫동안 감정을 간직한다고 어느 과학 연구가 밝혔다.

《미국국립과학아카데미 회지(Proceedings of the National Academy of Sciences)》에 발표된 연구 결과는 어떤 사건에 대한 기억이 사라진 뒤에도 감정이 지속된다는 사실을 처음으로 조사한 것으로, 점점 늘어가는 알츠하이머병 환자들처럼 기억에 문제가 생긴 사람들이 감정을 어떻게 처리하고 보존해야 하는가에 대한 추가적 연구의 필요성을 알렸다.

아이오와대학 연구원들은 해마(오랫동안 지속되는 기억을 생성하는 것으로 여겨짐)에 손상이 생겨 결과적으로 알츠하이머병 환자나 다른 형태의 치매 환자와 비슷한 중증 기억상실에 걸린 환자 다섯 명을 대상으로 연구했다. 연구팀은 환자의 정서적 상태를 조사하고, 하루는 〈철목련(Steel Magnolias)〉의 장례식 장면과 〈노트북(The Notebook)〉의 치매 장면 등 슬픈 영화 장면을 모아서 보여주고, 또 하루는 〈아메리카 퍼니스트 홈 비디오〉에 나오는 짓궂은 장난이나 〈해리가 샐리를 만났을 때〉에서 오르가슴을 흉내 내는 익살맞은 장면 등

우스운 장면을 보여준 뒤 20~30분이 흐른 후에 다시 상태를 조사했다.

아이오와대학의 신경과학 및 심리학과에서 저스틴 파인스타인(Justin Feinstein)이 이끄는 연구원들은, 기억상실 환자들은 (영화 장면이 끝난 뒤 5~10분 뒤) 기억 테스트를 실시한 후에도 사소한 부분은 거의 기억하지 못하지만, 그들의 전반적 감정은 그 후 20~30분 동안 지속된다는 사실을 발견했다. 대상 집단의 크기가 작긴 했지만, 연구원들은 그 발견이 "어떤 감정은 처음 감정을 유발했던 사건에 대한 의식적 기억과 무관하게 지속될 수 있다는 직접적 단서를 제공했다"고 발표했다.

그리고 대조 집단에 동일한 영상을 보여주고 질문했을 때에도, 기억상실 환자들과 비교해 기억에 손상이 있는 사람들도 대조 집단 사람들처럼 행복을 느꼈지만, 슬픔은 더 오래 지속됐다.

파인스타인 팀은 이런 결과가 과거의 트라우마와 관련된 특별한 기억을 최소화하면 그에 관한 슬픔이 줄어들 거라는 생각에 이의를 제기한다는 데 주목했다. 어느 기억상실 환자는, 행복한 감정의 원천도 보통 비밀에 싸여 있지만, 무엇 때문에 행복한지 정확히 기억할 필요를 느끼지 않는다고 설명했다. 반면, 슬픔은 정신적 원인을 찾게 된다. 아마도 그 때문에 슬픔의 원인을 기억하는 사람보다 슬픔이 더 오랫동안 지속되는 것이리라. 연구원들은 이렇게 설명했다. "기억을 삭제하는 것은 역설적으로 실제로는 고통의 느낌을 (완화하기보다는) 더 오래 지속시키는 효과가 있다."

연구 결과는 또한 "기억상실 환자를 대할 때 관심을 가지고 성의 있게 대해야 할 과학적 근거"를 제공하는지도 모른다고 연구원들은 덧붙였다. "잠시 방문하거나 짧은 전화 한 통화로도 긍정적 효과가 오래 지속되어 환자의 정서 상태에 좋은 영향을 미칠 수 있다. 비록 환자가 방문했던 사실이나 전화했던 기억을 곧 잊는다 해도." 마찬가지로 "돌봐주는 사람이 일상적으로 무시하면 환자에게 슬픈 감정이 생겨 좌절감과 외로움을 느끼게 된다." 왜 슬픔을 느끼는지 알아내려고 하는 만큼 더 오랫동안 슬픔을 느끼게 된다.

5-3 거짓 기억 만들기

엘리자베스 로프투스

1986년 간호조무사 나디안 쿨(Nadean Cool)은 딸에게 일어난 충격적 사건에 어떻게 대응할지 도움을 받으려고 정신과 의사의 심리치료를 찾았다. 정신과 의사는 최면을 비롯한 암시 기법을 이용해 그녀 자신이 당했다고 주장하는 학대의 기억을 끄집어냈다. 그 과정에서 쿨은 자신이 악마 숭배 집단 교도였던 일, 아이를 잡아먹었던 일, 강간을 당했던 일, 동물과 성교했던 일, 여덟 살짜리 친구가 살해당하는 모습을 강제로 봐야 했던 일 등에 대한 기억을 억누르고 있었다고 확신하게 되었다. 쿨은 자신에게 (아이, 어른, 천사는 물론, 오리까지) 120가지 이상의 인격이 있었다고 믿게 되었다. 이 모든 것이 어린 시절 심각한 성적·육체적 학대를 당했기 때문이라고 의사는 말했다. 정신과 의사는 악마를 쫓아내는 푸닥거리도 했다. 어떤 날은 다섯 시간 넘도록 푸닥거리가 이어졌고, 성수를 뿌려대며 사탄에게 물러나라고 소리를 질러댔다.

결국 쿨은 정신과 의사가 날조된 기억을 자신에게 심어놓았다는 것을 알게 되었고, 그를 부정 의료 행위로 고소했다. 1997년 3월, 재판 후 5주가 흐른 뒤에 쿨은 보상금으로 240만 달러를 받고 합의했다. 수상쩍은 심리치료를 통해 거짓 기억이 이식된 환자는 나디안 쿨만이 아니었다. 1992년 미주리 주 한 교회의 상담사는 베스 러더퍼드(Beth Rutherford)를 심리치료하면서, 일곱 살 때부터 열네살 때까지 끊임없이 목사 아버지에게 강간당하고 때로는 어머니가 아버지를 도와 움직이지 못하게 자신을 붙잡고 있었다는 기억을 그녀에게 떠올리게 했다. 심리치료사의 말에 따라 러더퍼드의 기억은 아버지가 두 번이나 자신을 임신시키고, 옷걸이를 이용해 강제로 낙태를 시켰다는 데까지 확대됐다. 이 사실이 알려지자 아버지는 목사직을 그만두어야 했다. 하지만 나중에 딸을 검사해보니 스물두 살인 그녀는 그때까지 성 경험이 없었고, 임신한 적도 없었다. 딸은 심리치료사를 고소해, 1996년 100만 달러를 합의금으로 받았다.

미네소타의 한 정신과 의사는 최면 상태에서 나트륨 아미탈(sodium amytal)을 이용해 환자 비네트 하먼(Vynnette Hamanne)과 엘리자베스 칼슨(Elizabeth Carlson)에게 날조된 기억을 이식한 혐의로 기소되었다. 가족에게 끔찍한 학대를 받았다는 내용이었다. 약 1년 전 두 배심원은 의사에게 유죄 판결을 내렸다. 배심원들은 하먼과 칼슨에게 각각 267만 달러와 250만 달러를 보상금으로 지급하라고 판결했다.

이들 네 사건에서 여성들은 심리치료를 받으며 어린 시절 학대받은 기억을 발전시켰지만, 나중에는 사실이 아니라고 부정했다. 우리는 어떻게 어린 시절 받았던 학대에 대한 기억이 진실인지 아닌지 알 수 있을까? 확증이 없다면 날조된 기억과 진짜 기억을 구별하기란 매우 어렵다. 또한 이들 사건에서 어떤 기억은 물질적 증거와 상반되게 나타났다. 강간과 낙태에 대한 기억이 뚜렷하고 상세했지만, 의학적으로 동정녀라는 결과가 나온 것이다. 어떻게 사람들은 정교하고 확신에 찬 거짓 기억을 자기 기억으로 받아들이는 걸까? 적당한 환경이 갖추어지면 일부 사람들에게는 거짓 기억이 쉽게 주입될 수 있다는 사실을 밝혀주는 연구 결과가 많이 나오고 있다.

내가 기억 왜곡을 연구하게 된 것은 '오정보 효과(misinformation effect)'를 공부하기 시작하던 1970년대 초였다. 이들 연구는 어떤 사건의 목격자에게 사건에 관한 잘못된 낯선 정보를 접하게 하면 기억이 왜곡되는 경우가 많다는 사례를 보여주었다. 한 사례에서 참가자들에게 교차로에 정지 신호가 들어온 상태에서 가상의 자동차 사고를 보여주었다. 그리고 참가자들 절반에게 교통 신호가 노란색이었다는 암시를 주었다. 나중에 교차로에 들어왔던 교통 신호가 무슨 색깔이었는지 묻자, 암시를 받았던 사람 중에는 교통 신호가 노란색이었다고 주장하는 경우가 많았다. 허위 정보를 받지 않았던 사람들은 교통 신호를 훨씬 정확하게 기억했다.

지금까지 2만 명 이상이 참가해 200회 이상 실시한 실험에서 그릇된 정보가 어떻게 기억 왜곡을 일으키는가에 대한 자료를 학생들과 함께 축적했다. 이들 연구에서 사람들은 건물 하나 없는 전원 풍경에서 헛간이 뚜렷하게 보였다고 기억했으며, 본 적도 없는 깨진 유리와 녹음기를 보았다고 했고, 범죄 현장에서는 파란색 자동차 대신 흰색 자동차를, 실제로는 미키마우스를 보았으면서 미니마우스를 보았다고 기억했다. 이를 모두 종합하면 그릇된 정보가 개인의 기억을 의도한 만큼 바꿀 수 있다고 볼 수 있는데 때로 이 효과는 강력했다.

우리가 타인에게 이야기하거나 누군가 우리에게 암시적으로 질문할 때, 우리가 직접 경험했던 사건에 대한 언론의 보도를 읽거나 시청할 때 그릇된 정보가 우리의 기억에 침입할 가능성이 있다. 몇십 년 동안 그릇된 정보의 힘을 연구한 끝에 연구원들은 기억이 뒤바뀌기 쉬운 상황에 대해 많은 지식을 얻었다. 이를테면 기억은 시간이 흘러 원래 기억이 사라질 때쯤 바뀌는 경우가 많다.

날조된 어린 시절의 기억들

온전한 기억에서 사소한 기억 한두 가지를 바꾸는 것과 일어나지 않았던 사건에 대한 날조된 기억을 이식하는 것은 전혀 다른 일이다. 학생들과 함께 날조된 기억을 연구하기 위해 먼저 가짜 기억을 이식하는 방법을 찾아야 했다. 하지만 날조된 기억을 만드는 과정이나 실험이 끝나고 실험 대상자에게 의도적으로 속임수를 썼다고 밝히는 과정에서 그들이 과도한 감정적 스트레스를 받지 않을 방법을 찾아야 했다. 하지만 우리는 조금이나마 충격을 줄 수 있는, 실제 일어났던 사건에 대한 기억을 이식하고 싶었다.

연구실 동료 재클린 피크렐(Jacqueline E. Pickrell)과 나는 다섯 살 무렵 쇼핑몰이나 대형 백화점에서 길을 잃었던 기억을 이식해보기로 했다. 우리가 사용했던 방법은 다음과 같다. 우리는 18~53세의 실험 대상자 24명에게 부모님이나 손위 형제자매, 혹은 가까운 친척에게 들었던 어린 시절 사건을 기억해보라고 요청했다. 우리는 참가자별로 세 가지 사건에 관해 한 문단 정도 사건 내용을 담은 소책자를 준비했다. 그 안에는 실제로 일어났던 사건도 있었지만 아닌 것도 있었다. 우리는 친척이 제공한 그럴듯한 쇼핑몰 사건에 대한 정보를 이용해 거짓 기억을 구축했다. 그 친척들도 참가자들이 다섯 살 무렵 실제로 길을 잃은 경험이 없다는 것을 알고 있었다. 쇼핑몰에서 길을 잃은 이야기에는 다음과 같은 요소가 포함되어 있다. 한참 동안 길을 잃고 헤맨다. 운다. 어느 나이 많은 아주머니가 친절하게 도와준다. 마침내 가족과 상봉한다.

　참가자들은 책자에 나온 각자의 이야기를 읽은 다음 그 사건에 대해 기억나는 점들을 썼다. 기억이 나지 않으면 "이 일은 기억나지 않습니다"라고 쓰게 했다. 두 차례에 걸친 후속 면담 시간에 우리는, 참가자들이 얼마나 사소한 부분까지 기억하는지, 그리고 참가자들의 기억과 친척의 기억이 얼마나 차이가 있는지에 관심이 있다고 말했다. 책자에 실린 사건을 기술한 글은 말한 그대로 옮긴 게 아니라 인출 단서(retrieval cue) 역할을 하도록 일부만 기술한 것이었다. 참가자들은 책자에 나온 글을 읽고 난 직후에, 그리고 두 번의 후속 면담 시간에 72가지 진짜 사건 중에서 49가지(68퍼센트)를 기억했다. 참가자 24명 중 7명(29퍼센트)이 유인물을 읽고 나서 자신들의 날조된 기억을 부분적으로 혹은 전부 기억했고, 후속 면담 시간에 참가자 6명(25퍼센트)이 허구의 사건이 기억난다고 주장했다. 통계적으로 진짜 기억과 가짜 기억 사이에는 다른 점들이 있었다. 진짜 기억을 묘사할 때 더 많은 단어를 사용했고, 진짜 기억이 더 명확한 것 같다고 평가했다. 하지만 참가자들이 사건을 묘사하는 광경을 지켜보는 사람이 있었다면 그들이 진짜 기억을 말하는지, 가짜 기억을 말하는지 구별해내기는 어려웠을 것이다.

물론 길을 잃는 것이 아무리 놀랄 만한 일이라 해도 학대와는 비교할 수 없다. 하지만 쇼핑몰에서 길 잃기 연구는 길을 잃는 실제 경험에 관한 연구가 아니라 길을 잃는 가짜 기억을 이식하는 것에 관한 연구다. 이 사례는 날조된 기억을 주입하는 방법을 보여주며, 이것이 어떻게 현실 세계에서도 일어날 수 있는지 이해하게 도와준다. 게다가 사람은 자신의 과거와 다른 식으로 기억하게 유도될 수도 있으며 또한 그에게 일어난 적이 없는 사건을 온전히 '기억'하게 할 수도 있는데 이 사례는 이에 대한 증거를 제공한다.

비슷한 절차를 이용했던 다른 연구실의 실험에서도 비슷한 결과가 나왔다. 예를 들면 웨스턴워싱턴대학의 아이러 하이먼(Ira Hyman), 트로이 허즈번드(Troy H. Husband), 제임스 빌링(F. James Billing) 등은 학생들에게 부모님께 들었던 어린 시절 경험을 떠올려보라고 부탁했다. 연구원들은 학생들에게 사람들이 공유된 경험을 얼마나 서로 다르게 기억하는지에 관한 연구라고 말해주었다. 참가자들에게는 부모님께 들은 실제 사건 외에 다섯 살쯤 일어났던 것으로 추정되는 거짓 기억(야간에 고열이 나서 중이염을 걱정해 병원에 입원한 사건이나 생일에 어릿광대와 함께한 피자파티)이 하나 주어졌다. 부모들은 그런 사건들이 실제로 일어난 적은 없었다고 확인해주었다.

하이먼은 학생들 84퍼센트가 첫 번째 면담 시간에 전부 혹은 부분적으로 실제 사건을 기억하고, 두 번째 면담 시간에는 88퍼센트가 기억한다는 사실을 발견했다. 첫 번째 면담 시간에 허위 사건을 기억하는 참가자는 없었지만, 두 번째 면담 시간에는 20퍼센트가 거짓 사건에 대해 기억나는 점이 있다고 말했다. 응급 환자로 입원한 이야기를 들었던 한 참가자는 나중에 남자 의사와 여자 간호사, 병문안 왔던 교회 친구를 기억해냈다.

또 다른 연구에서 하이먼은 실제 사건과 함께, 결혼식 피로연에서 신부의 부모님에게 실수로 음료수 그릇을 쏟았다거나 식료품점에서 살수 장치가 오작동해 대피하는 소동을 겪은 사건 등 다른 거짓 사건을 제시했다. 이번에도 첫 번째 면담 시간에 거짓 사건을 기억하는 참가자는 없었다. 하지만 두 번째 면담 시간에는 18퍼센트가 뭔가를 기억해냈고, 세 번째 면담 시간에는 25퍼센트가 기억을 해냈다. 예를 들면 한 참가자는 첫 번째 면담 시간에 허구의 결혼식장 소동에 대해 물었을 때 "전혀 모르겠어요. 그런 얘기는 들어본 적이 없어요"라고 말했다. 두 번째 면담 시간에는 "야외 결혼식이었어요. 우리는 주변을 뛰어다녔던 것 같아요. 그러다가 음료수 그릇 같은 데 부딪혀서 난장판이되었고, 당연히 소리를 질러댔죠"라고 말했다.

상상 팽창

외부에서의 암시로 어린 시절에 대한 거짓 기억이 생길 수도 있다는 발견은 거짓 기억이 생기는 과정을 이해하는 데 도움이 되었다. 이 연구를 경찰관의 수사 등 실제 상황이나 심리치료에 적용할 수 있는지 자연스럽게 의문이 생긴다. 일상적으로 경찰의 심문이나 심리치료에서 강한 암시가 나타나지는 않지만, 때로 상상력을 발휘하는 형태의 암시를 볼 수 있다. 예를 들면 경찰관은 자백을 받아내려고 범죄 행위에 가담했다고 상상해볼 것을 용의자에게 요구

할 수 있다. 일부 정신과 의사들은 환자에게 어린 시절에 있었던 일을 상상해서 아마도 숨어 있을지 모를 기억을 되살리려 한다.

임상심리학자를 대상으로 한 설문 조사에서 대상자의 11퍼센트는 환자들에게 "거침없이 상상하라"고 지시하며, 22퍼센트는 "상상을 억누르려 하지 마라"고 말한다. 아동 성적 학대에 관한 베스트셀러 저자인 심리치료사 웬디 몰츠(Wendy Maltz)는 환자들에게 이렇게 주장한다. "성적 학대를 받았다고 상상해보세요. 사실과 달라도 상관없고, 무언가를 입증할 필요도 없어요. 말이 안 돼도 됩니다. 스스로 이런 질문을 해보세요. 그때가 언제였지? 장소는? 실내였나, 야외였나? 무슨 일이 일어나는 거지? 누군가 함께 있나?" 몰츠는 또한 심리치료사가 계속해서 이런 질문을 해보라고 추천했다. "누가 가해자일 수 있을까? 살면서 가장 성적 학대를 당하기 쉬웠던 시기는 언제였을까?"

이러한 상상 훈련 빈도가 늘어나면서 나와 동료들은 그 결과가 궁금해졌다. 일어나지 않았던 어린 시절 경험을 상상하면 무슨 일이 벌어질까? 어린 시절의 어떤 사건을 상상하면 그 일이 실제로 일어났다는 확신이 생길까? 이 문제를 조사하려고 우리는 3단계 절차를 설계했다. 먼저 사람들에게 어린 시절 특정 사건들이 일어났을 가능성을 표시해달라고 부탁했다. 목록에는 40가지 사건이 나와 있었고, 각각 '절대 일어난 적 없음'에서 '분명히 일어났음'까지 선택해 표시하게 되어 있었다. 2주 뒤 우리는 참가자들에게 이들 사건 중 일부를 경험했다고 상상해볼 것을 요청했다. 그리고 사람마다 다른 사건을 상상하게 했다. 얼마 후 참가자들에게 맨 처음 보여주었던 40가지 어린 시절 사건에 다시 답하게 했다.

상상 훈련 가운데 한 가지를 살펴보자. 참가자들에게 학교에서 집으로 돌아와 놀고 있다고 상상하게 한다. 밖에서 이상한 소리가 들려, 창문으로 뛰어가다, 걸려 넘어지고, 쓰러지며, 손을 뻗다 유리창을 깨트린다. 여기서 그치지 않고 이런 질문도 덧붙인다. "무엇 때문에 넘어졌지? 느낌이 어땠어?"

한 연구에서는 깨진 유리창 이야기를 상상했던 참가자 중 24퍼센트가 나중에 그 사건이 실제로 일어났다는 확신이 커졌다고 응답한 반면, 상상하라는 부탁을 받지 않은 참가자의 겨우 12퍼센트만이 실제로 일어났을 가능성이 커진 것으로 느꼈다고 답했다. 참가자들에게 상상해달라고 요청한 여덟 가지 사건 모두 '상상 팽창'을 볼 수 있었다. 이에 대해 몇 가지 가능한 설명이 떠오른다. 한 가지 분명한 것은 상상이란 행위가 사건을 이전보다 친숙하게 느껴지게 하며, 그러한 친숙함이 상상이라는 행동보다는 어린 시절 기억으로 잘못 연관이 된다는 것이다. 이렇게 원인을 혼동하는 행위(정보가 어디에서 생겼는지 기억하지 못하는 것)는 과거의 기억일수록 심하게 나타날 수 있다.

워싱턴대학 린 고프(Lyn Goff)와 헨리 뢰디거 3세(Henry L. Roediger III)는 어린 시절보다 최근의 경험이 상상 행동과 거짓 기억 구축에 직접적 연관성이 있다는 연구 결과를 발표했다. 첫 번째 시간에는 연구원들이 참가자에게 정해진 행동을 하거나, 그 행동을 상상하거나 말을 듣기만 하고 아무런 행동도 하지 말라고 지시했다. 행동은 간단했다. 테이블을 두드리기, 스테이플러를 집기, 이쑤시개를 부러뜨리기, 손가락을 꼬기, 눈알을 굴리기 등등. 두 번째 시간에는 참가자들에게 지난 시간에 하지 않았던 행동을 해보라고 부탁했다. 마지막 시간에는 참가자들에게 첫 시간에 어떤 행동을 했는지 물었다. 조사 결과, 하지 않았던 행동을 했다고 여러 번 상상했던 참가자일수록 그런 행동을 한 것으로 기억하는 경우가 많았다.

불가능한 기억

성인이 한 살 때의 진짜 자전적 기억을 떠올릴 가능성은 거의 없다. 기억 형성의 중요한 역할을 하는 해마가 충분히 제 모습을 갖추지 않아 장기 기억을 저장하지 못했기에 성인이 되었을 때 꺼내올 수가 없다는 점도 그 원인의 일부다. 칼턴대학의 고(故) 니콜라스 스파노스(Nicholas Spanos) 연구팀은 태어난 지 얼마 되지 않았을 때의 '불가능한' 기억을 이식하는 방법을 개발했다. 사람들은 자연스럽게 눈알을 움직이거나 관찰력이 생기는 이유가 갓난아기 시절 병원의 유아용 침대에 누워 공중에서 흔들리던 화려한 색깔의 모빌을 보았기 때문이라고 생각하는 듯하다. 그런 경험이 있는지 확인하기 위해 참가자들 절반에게 최면을 걸어 갓 태어났을 때로 돌아가게 하고는 무엇을 기억하는지 물어보았다. 나머지 절반은 '유도 기억 재구성(guided mnemonic restructuring)' 과정에 참가하게 해 나이를 되돌리는 것뿐만 아니라 적극적으로 유아기의 경험을 상상해서 되살리게 했다.

스파노스 연구팀은 실험 대상자 대다수가 기억을 이식하기 쉬운 유형이라는 것을 발견했다. 최면이나 유도 기억 실험에서 양쪽 모두 유아기의 일을 기억한다고 보고했다. 놀랍게도 유도 기억 집단이 조금 더 많았다(95퍼센트 대 70퍼센트). 양쪽 집단 모두 상대적으로 많은 사람이 화려한 색깔의 모빌을 기억했다(유도 기억 참가자들은 56퍼센트, 최면 참가자들은 46퍼센트). 모빌에 관한 기억이 없는 참가자들은 다른 것, 즉 의사나 간호사, 밝은 빛, 유아용 침대, 마스크 등을 기억했다. 또한 양쪽 집단 모두 유아기의 기억이 있다고 했으며, 49퍼센트는 진짜 기억인 것처럼 느껴진다고 한 반면 16퍼센트는 환상일 뿐이라고 주장했다. 이런 결과는 비교적 간단한 방법으로 복잡하고, 생생하고, 세밀한 거짓 기억을 구축할 수 있다고 했던 초기 연구 결과를 확인해주었다. 최면이 반드시 필요하다고 할 수는 없었다.

거짓 기억은 어떻게 형성되는가

쇼핑몰에서 길 잃기 연구에서 거짓 기억의 이식은 다른 사람, 대개는 가족이 그 사건이 일어났다고 주장할 때 일어난다. 다른 사람이 사건이 일어났다고 확인해주는 것은 거짓 기억을 이식하는 강력한 도구다. 사실 어떤 사람이 무언가 하는 모습을 봤다고 주장하기만 해도 그 사람이 거짓 자백을 하게 만들 수 있다.

이런 효과는 윌리엄스대학 사울 카신(Saul M. Kassin) 연구팀의 연구에서 볼 수 있다. 이들은 키를 잘못 눌러 컴퓨터가 고장 나게 했다는 누명을 씌우고 사람들의 반응을 조사했다. 무고한 참가자는 처음에는 자신의 잘못을 부정했다. 하지만 공모자가 나타나 키를 누르는 것을 봤다고 말하자 자신의 잘못이라며

죄를 자백하고 그에 맞춰 세부 사항을 지어냈다. 이 결과는, 유죄를 입증하는 거짓 증거는 저지르지 않은 범죄를 인정하게 유도할 수 있으며, 유죄라는 느낌이 들게 하는 기억까지 생기게 할 수 있음을 보여준다.

우리는 연구를 통해 온전하고 감정을 자극하기도 하는, 직접 겪었던 경험에 대한 거짓 기억이 성인에게 어떻게 나타나는지 이해하기 시작했다. 먼저, 기억을 해야 하는 사회적 요구 사항이 개인에게 존재한다. 예를 들면 연구원들은 실험 참가자들에게 기억을 해야 한다고 압력을 가한다. 둘째, 기억이 나지 않을 때 상상력을 이용해 기억을 구축하는 것을 부추기기도 한다. 그리고 마지막으로 개인에게 기억이 진짜인지 아닌지 고민할 필요가 없다고 힘을 주기도 한다. 이러한 외부적 요건이 존재한다면 실험실이나 치료실, 혹은 일상생활에서도 거짓 기억이 생길 가능성이 크다.

거짓 기억은 실제 기억과 타인에게 받은 암시 내용이 결합해 구축된다. 그 과정에서 사람들은 정보가 어디서 왔는지 잊기도 한다. 이것이 내용과 출처가 분리되는 출처 혼란(source confusion)의 전형적 사례다.

물론 어떤 사람들에게 어린 시절의 거짓 기억을 결코 이식하지 못하는 경우가 있다는 사실은, 암시 뒤에 나타나는 기억이 반드시 거짓이라는 것을 의미한다. 바꾸어 말하면 실험실에서 거짓 기억을 날조할 수 있다는 사실이 오랫동안 묻혀 있던 기억(이를테면 되풀이하는 트라우마)의 타당성에 의문을 제기할 수는 있지만, 결코 거짓 기억 자체가 없다고는 할 수 없다. 확증이 없다면 아무리 경험이 많아도 진짜 기억과 이식된 기억을 구별해내는 데 도움이 되지 않는다.

　그러한 거짓 기억이 구축되는 정확한 메커니즘을 밝혀내려면 더 많은 연구가 필요하다. 자신감의 정도와 거짓 기억의 특성에 대해서도 알아야 할 것이 여전히 많이 남아 있고, 어떤 유형의 사람이 이런 형태의 암시에 걸리기 쉬우며, 어떤 사람은 어려운지 알아야 한다.

　이 연구를 계속하면서 우리가 이미 얻은 데이터에서 도움이 될 만한 이야기에 귀를 기울이는 것이 중요하다. 정신 건강 전문가들은 그들이 사건의 기억에 얼마나 큰 영향을 미치는지 알아야 한다. 그리고 잃어버렸을지 모를 기억을 되살리는 데 상상력을 동원하는 상황을 계속해서 통제하는 것이 시급하다는 사실 역시 알아야 한다.

상상 팽창

어떤 사건을 계속해서 상상하면, 허구적인 사건도 실제로 일어났다는 믿음이 강화된다. '상상 팽창' 효과를 연구하기 위해 필자와 연구팀은 실험 참가자들에게 어린 시절 일어날 법한 40개의 사건을 주고 그 가능성의 정도를 표시해달라고 요구했다. 2주 뒤, 일어날 가능성이 없다고 표시한 사건 중 몇 가지를 상상해보도록 했다. 그런 다음 다시 40개 사건 목록에 표시를 하도록 했다. 이번에는 그 사건이 일어났을 가능성 점수가 전반적으로 더 높아졌고, 특히 상상 훈련에 참가했던 사람들은 훨씬 더 높은 점수를 부여했다.

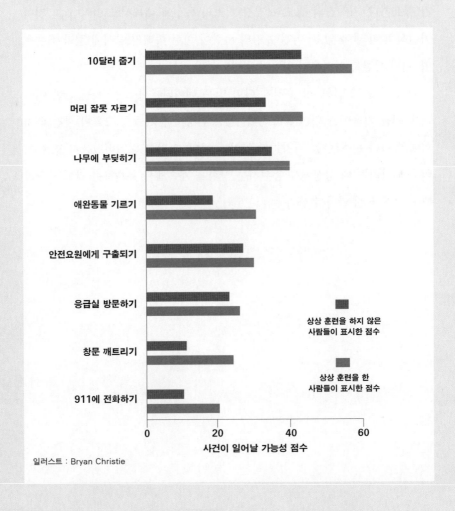

상상 훈련을 하지 않은
사람들이 표시한 점수

상상 훈련을 한
사람들이 표시한 점수

사건이 일어날 가능성 점수

일러스트 : Bryan Christie

5-4 괴로운 기억 지우기

제리 아들러

쥐 한 마리가 투명한 플라스틱 회전판 위에 있고, 회전판은 작은 방 안에서 천천히 회전하고 있다. 쥐가 플라스틱 벽을 통해 바깥을 바라보면 방의 벽에 표시가 되어 있어 자신의 위치가 어디인지 알 수 있다. 정해진 곳을 지날 때마다 발에 충격이 가해진다. 이를 실험 용어로 '부정적 강화(negative reinforcement)'라고 한다. 그러면 쥐는 재빨리 돌아서서 반대 방향으로 쉬지 않고 달리며, 다시는 그곳에 가지 않는다. 쥐는 지쳐서 쓰러질 때까지 이런 행동을 한다.

여기서 질문. 어떻게 하면 쥐가 달리는 것을 멈출 수 있을까? 충격을 없애는 것만으로는 충분하지 않다. 쥐가 위험 지역에 가려고 하지 않기 때문이다. 누군가 개입해서 쥐가 공포심을 잊게 하거나 안전하다는 신호를 줘서 이전 반응의 효과를 상쇄해야 한다.

쥐 이야기는 이쯤 하고, 전투에서 부상을 당한 뒤 외상 후 스트레스 장애라는, 모호하지만 실제로 여러 가지 증상이 나타나는 병에 시달리는 한 사람을 생각해보자. 이 사람 역시 특정 상황이나 자극(개방된 공간이나, 군중, 갑작스런 큰 소음 등)을 받으면 괴로운 무언가를 연상한다. 그는 될 수 있으면 이런 상황을 회피한다. 회전판 위에 있던 쥐와 같은 곤경에 처했으며, 현재 어떤 곳이 안전한지 찾아내지 못하는 것이다. 어떻게 하면 그 사람이 도망치지 않게 할 수 있을까?

　회전판 위의 쥐나 혼잡한 도심지의 퇴역군인은 모두 기억의 포로이자 뇌에 지워지지 않는 인상을 남기는 고통이라는 특별한 힘의 포로들이다. 포유동물이나 파충류, 심지어 무척추동물마저도 다르지 않다. 일부에서 치매 환자에게 나타나는 기억 손상의 수수께끼를 해결하려고 애쓰는 동안, 이와는 정반대로 (외상 후 스트레스 장애 환자들을 포함해) 일상을 지배하는 고통스런 기억에서 벗어나는 데 도움을 주려는 연구원들도 있다. 새롭게 등장한 패러다임에서는 공포증이나 강박 장애를 비롯해 중독이나 만성 통증 같은 다양한 증상을 학습이나 기억 장애, 더 정확하게 말하자면 망각의 장애로 간주한다.

　어떤 사람은 거미가 우유잔에 빠진 순간을 절대 잊지 못한다. 어떤 장소에 가거나 어떤 상황에 처했을 때 마약 생각이 나는 사람도 있다. 학자들은 이제 기억이 단지 수동적으로 느낌을 저장하는 과정이 아니라는 것을 깨닫고 있다. 기억은 세포 수준에서 벌어지는 연속적이고 동적인 활동이며, 약물이나 인지 치료를 이용해 조작할 수 있는 지속적 심리 작용이다. 이는 참전군인이나 사건 피해자에게는 기쁜 소식이다. 미래의 역사학자나 신체 상해 전문 변호사에게는 어떤 의미가 될지 아직은 알 수 없다.

　회전판 위 쥐의 공포감을 없앨 수 있는 방법은 여러 가지가 있다. 쥐가 지칠 때까지 걷게 놔두면 스스로 충격이 사라졌다는 것을 알게 된다. 심리학자들은 이런 과정을 '소멸'이라고 부른다. 혹은 쥐의 뇌, 특히 장소 기억이 형성되고 저장되는 해마에 직접 손을 댈 수도 있다. 뉴욕주립대학 브루클린 다운

스테이트 메디컬센터의 신경과학자 토드 색터(Todd Sacktor)는 몇 년 전 동료 앙드레 펜턴(André Fenton)과 함께했던 연구에 기반해 실제로 해마에 손을 댔다. 색터는 ZIP이라는 화합물을 회전판 위 쥐의 해마에 주입한 다음, 두 시간 뒤에 다시 테스트를 해서 공포에 대한 기억이 사라졌다는 사실을 발견했다. 이를 외상 후 스트레스 장애가 있는 참전군인에게 적용할 수 있다면 노벨상을 수상하거나 몇십억 달러를 벌어들일 수 있을 것이다.

　망각에 관한 색터의 실험을 이해하는 것은 기억과도 일부 연관성을 갖는다. 그리고 기억의 바탕에 깔린 학습이란 과정이 궁극적으로 학습하기 이전 상태로 되돌아갈 수 있다는 사실과도 연관이 있다. 기억을 전공하는 신경과학자들은 대개 장기 강화부터 다룬다. 장기 강화에서는 두 개 이상의 뉴런에 의해 동시 혹은 찰나에 가까운 시간 동안에 발화하면서, 미래에도 함께 발화하는 동시적 결합으로 성장한다. 기본적으로 갑작스런 굉음을 들었을 때 반응하는 뉴런과, 굉음을 듣고 숨을 곳을 찾아 땅으로 내려갈 때 반응하는 뉴런은 연관이 될 수 있다.

　복잡한 생화학 현상인 장기 강화가 일어나려면 신호를 받는 부분, 즉 시냅스후(postsynaptic) 세포에서 글루탐산 수용체가 증식해서 전기화학적 신호를 증폭시킨 다음, 두 뉴런 사이의 작은 틈을 통과할 수 있어야 한다. 그러나 색터의 설명에 따르면 이들 수용체는 불안정한 상태라서 끊임없이 생성되고 사라지길 반복한다. 기억이 남아 있다는 것은 수용체를 보완해주는 대체재가 적절하게 유지해주는 생화학적 과정이 활성화되어 있음을 의미한다.

기억 보전과 관련 있는 대리자가 단백질이라고 오랫동안 생각해온 이유는 온몸에 단백질 합성이 일어나지 않게 하는 약물이 동물의 학습과 기억 생성을 방해하기 때문이다. 색터의 연구실에서는 단백질 키나아제 M 제타(protein kinase M zeta, 이하 PKM 제타로 표기)라는 잘 알려지지 않은 단백질 키나아제(질산염을 이용해 다른 단백질을 활성화하는 효소)에 주목했다. PKM 제타는 기억을 유지하는 역할을 한다고 색터는 말한다. PKM 제타가 없으면 장기 강화가 일어나지 못해 기억이 사라져버린다. PKM 제타에는 ZIP이라는 특별한 적이 있다. 색터가 쥐의 해마에 주입해서 회전판에서 느꼈던 공포를 잊게 해주었던 바로 그 약물이다. PKM 제타가 활동하지 못하게 할 뿐이지만, ZIP은 하드디스크를 포맷하는 것 같은 일을 할 수 있다.

바로 그런 이유로, 나쁜 기억을 지우기 위해 ZIP을 인간에게 투여하는 일은 당분간 없을 것이다. 만일 화학적 변화를 일으켜 뇌에 들어가지 않은 채 척수에서만 활동하게 한다면, 언젠가는 살짝만 건드려도 과민한 반응을 나타내는 만성 통증 환자의 치료제로 등장할지도 모른다. 그런 반응 자체가 일종의 기억이기 때문이다. 트라우마를 유발하는 기억을 없애려면, 효과는 ZIP과 유사하면서 개별적 기억만 골라서 없앨 수 있는 약물이 필요하다.

하지만 대부분의 생물학적 시스템이 그러하듯 하나의 분자만 관계되어 있으리라는 건 지나치게 단순한 생각이다. 최근 두 집단에서 발표한 연구에 따르면 PKM 제타가 없는 생쥐에게서는 기억 문제가 전혀 발생하지 않았다고 한다. PKM 제타를 비롯한 관련 단백질들이 어떻게 장기 기억을 저장하는지에 대한 연구가 필요하다.

언뜻 보기에 이는 해결할 수 없는 문제로 보인다. ZIP이 공격하려면 화학적으로 좋은 기억과 나쁜 기억을 구별해야 하지만 그럴 방법이 없어 보이기 때문이다. 이런 문제를 해결할 방법을 찾으려고 애쓰는 몇몇 연구가 있다. 아직 원치 않는 특별한 기억을 완전하게 없애주지는 못하지만, 충격적 사건에 대한 고통스런 기억과 관련된 고통을 일부 약화시킬 수는 있다.

외상 후 스트레스 장애의 발전 과정에서 취약점으로 제기되는 부분은 의미 있는 단기 기억이 장기 기억으로 이동하는 강화 과정이다. 단기와 장기의 구분은 정량화하기는 어렵지만 설명하기는 간단하다. 어제 먹은 저녁 식사를 기억하는 사람은 많지만, 1년 전 저녁을 기억하는 사람은 없을 것이다. 그 저녁이 결혼식 피로연이었거나, 식중독에 걸려 응급실에 갔던 날이 아니라면 말이다. 장기 기억은 정서적으로 중요하거나 공포스러운 사건처럼 편도체에서 단백질 합성을 촉진하는 신경전달물질 노르에피네프린(norepinephrine)을 배출하는 사건일 경우에 잘 형성된다. 한 유명한 실험에 따르면 얼음물이 들어 있는 물통에 손을 집어넣었을 때도 장기 기억이 형성되었다.

같은 이유로 노르에피네프린 수치를 낮추어 장기 기억 형성을 막을 수 있어야 한다. 몇 가지 약물이 그렇게 할 수 있다. 그중 가장 잘 알려진 것이 베타 차단제 프로프라놀롤(propranolol)인데 고혈압이나 무대공포증 치료제로 폭넓게 사용된다(어쩔 수 없는 현실이지만, 생의학자들이 임상실험에 몇억 달러를 쏟아붓는 제약회사에서 일하지 않는다면, 다른 병에 사용되는 승인된 약물을 사용해서 실험을 해야 한다). 아직 밝혀진 것은 아니지만, 강화가 일어나는 시간은 몇 시간 정도다. 2000년대 초 하버드의대의 신경과학자 로저 피트먼(Roger Pitman)은 트라우마를 유발하는 사건(피트먼의 연구 대상이 민간인이었기 때문에 주로 자동차 사고나 폭행 사건이었다) 직후 프로프라놀롤을 투입해 노르에피네프린 억제가 결과적으로 외상 후 스트레스를 예방할 수 있는지 보려고 했다.

피트먼의 의도는 트라우마 자체에 대한 기억(일화적, 자전적 기억)을 지우는 것이 아니라 그와 관련된 정서적 유의성만 지우는 것이었다. 이론적으로, 그렇게 했을 때 피해자의 심리학적 통일성이 손상될 위험이 있기 때문에, 기억에 대한 정서적 분위기만이 아니라 내용까지 수정할 수 있다면 이에 대한 우려가 생길 게 분명하다. 미국 사회가 약물을 이용한 의식과 기분 전환에 관대해진 지 오랜 후에도 신성한 자아의 담지자인 기억은 여전히 조작 금지로 남아 있어야 한다는 게 많은 사람들의 견해다. "매년 이 주제로 생명윤리학자들과 논쟁을 벌입니다." 현대 기억 연구의 선구자인 캘리포니아대학 어바인캠퍼스의 제임스 맥거프는 말한다. "생명윤리학자들은 충격적인 기억을 없애는 게 좋은 생각인지 걱정하며 돈을 법니다. 트라우마로 고생하는 사람들에게 이렇게 말하죠. '자, 자네는 이겨낼 수 있어.' 좋은 일이죠. 그들에게 약을 주는 건 좋은 일이 아니고요. 그런데 왜 그래야 하는 걸까요?"

맥거프는 캘리포니아대학 어바인캠퍼스의 동료 래리 카힐과 함께한 유명한 실험에서 프로프라놀롤이 정확하지는 않지만 특정 기억에 영향을 미칠 수 있다는 사실을 직접 밝혔다. 이 실험은 보통 이야기로 구성되어 있다. 맥거프와 카힐은 실험 대상자에게 두 가지 이야기 중 하나를 들려준다. 차에 친 소년이 응급수술을 받는 이야기 그리고 다른 하나는 정서적으로 중립적인 이야기로 병원에 방문하는 이야기다. 첫 번째 집단은 예상대로 이야기를 훨씬 상세하게 기억했다. 하지만 실험 대상자에게 프로프라놀롤을 주고 다시 실험을 했을 때 차이점은 사라졌다. 정서적으로 자극적인 이야기 역시 중립적인 이야기와 비슷하게 기억했다.

검사나 신체 상해 전문 변호사들은 이것이 범죄나 사건 희생자의 기억에 미칠 영향을 우려할지도 모른다. 증인이 흘리는 눈물은, 사실에 대한 기억에 손상이 없더라도 배심원들이 보상금을 책정할 때 매우 중요한 영향을 미친다. 하지만 명심해야 하는 것은 노르에피네프린 급증으로 인한 기억의 과다 상태에서 비교가 된다는 사실이다. 그럼에도 프로프라놀롤이 할 수 있는 것은 감정에 의해 고조된 기억을 중립적인 사건에 대한 기억과 평등하게 보게 해주는 것이다. 그리고 피해자의 관점에서는 그것이 단지 의사(변호사가 아니라면)의 명령일지도 모른다.

2002년 발표된, 트라우마 환자를 대상으로 프로프라놀롤을 사용한 피트먼의 첫 번째 보고서는 다소 희망적 결과를 보여주었다. 그래서 수많은 사람들은 얼마 지나지 않아 응급실이나 야전병원을 찾은 환자들이 마치 엑스레이로 골절이 있는지 알아내는 것처럼 잠재적 외상 후 스트레스 장애를 진단하고 그에 따라 치료할 수 있으리라 예측했다. 하지만 2011년 발표된 후속 연구는 그 가설을 뒷받침하지 못했다. 단지 현실 세계에서 이런 연구가 얼마나 어려운지만 보여주었을 뿐이다. 44개월이 넘는 기간 동안 환자 2,014명 중 겨우 173명만이 연구 기준을 충족했고, 나머지는 나이가 적당하지 않거나, 기존 질병이 있거나, 트라우마가 충분하지 않았다. 그중에서도 가장 까다로웠던 것은 환자에게 직접 접근하지 못하도록 막는 미국의 연방법이었다. 먼저 보통은 응급실 전문의가 맡게 되는 간병인에게 허락을 받아야 했다. 하지만 응급실 전문의는 훨씬 위급한 일로 정신이 없었다. 피트먼은 이렇게 말했다. "우리는 환자를 만날 만큼 운이 좋지 못했습니다. 그들에게 약물을 더 빠르게 줄 수 없다면 나는 또 다른 프로프라놀롤 연구를 하지 않았을 겁니다. 그리고 그런 일이 일어나는 건 보지 못했습니다. 반대로 사람들이 내게 연락해서 사고를 당했는데 프로프라놀롤을 먹어도 되느냐고 물으면 나는 이렇게 대답했습니다. '데이터가 아직 완벽하지 않지만 가능성은 있습니다.'" 하지만 약물이 유일한 해답은 아닐지도 모른다.

에모리의대의 한 사무실에 앉아 있는 어느 환자를 살펴보자. 그의 마음은 몇 년 전 몇천 킬로미터 떨어진 이라크의 군용차량 운전대 앞에 있다. 가상현실을 체험할 수 있는 고글에서는 그의 기억을 기반으로 한 대본이 상영 중이고 심리치료사가 키보드를 통해 실시간으로 그에게 피드백을 한다. 그의 설명에 따라 심리치료사는 가상의 고가도로에 저격수 한 명을 배치해 길에 박힌 지뢰를 파괴하고 수상쩍은 사람을 골목길로 보낸다. 폭발이 일어날 때마다 의자가 진동한다. 이제 환자는 거친 숨을 몰아쉬고, 황급히 좌우를 살피며, 가상의 운전대를 돌린다. 그는 땀에 범벅이 되어 깨어나고 팔을 뻗어 얼굴을 가린다.

러시아 심리학자 이반 파블로프(Ivan Pavlov)가 고전적 조건 형성(classical conditioning)의 메커니즘을 발견하고 나서 얼마 지나지 않아 반대 현상인 소멸에 대한 의문이 나타난 건 당연하다. 벨을 울린 다음 개에게 먹이를 주지 않으면 얼마 후에 침 흘리는 행동을 멈출까? 그리 긴 시간이 걸리지 않는 것으로 드러났지만, 이는 또 다른 질문으로 이어졌다. 그렇다면 외상 후 스트레스 장애는 왜 스스로 소멸하지 않는가? 세상은 굉음으로 가득하지만 이런 소리가 포격 소리로 들리지는 않는다. 하지만 어떤 사람들은 아프가니스탄이나 베트남에서 학습한 반응을 절대 잊지 못한다. 이에 관해서는, 외상 후 스트레스 장애에서는 불안과 고통이 스스로 부정적으로 강화되어 원래의 트라우마를 다시 체험하고, 뒤이어 이를 다시 상기하는 과정이 나타나 트라우마에 대한 반응이 소멸되지 않고 온전히 유지된다는 생각이 있다.

회전판 위의 쥐처럼 인간은 고통스런 상황에서 벗어날 수 있다. 그러나 이것은 소멸 반응을 뜻하는 것이 아니기에 좋을 수도 있고 나쁠 수도 있다. "우리는 이렇게 말합니다. '책을 잘못 펼쳐서 아주 무서운 장면을 보게 되어 책을 덮어버린 것과 비슷한 상황입니다. 그리고 절대 다르게 배우지는 않을 겁니다.'" 에모리의대의 '트라우마와 불안 갱생 프로그램'을 이끄는 바바라 로스바움(Barbara Rothbaum)은 말한다. "우리는 환자들이 책 전체를 모두 읽기 바랍니다." 의자에 퇴역군인이 앉아 있고, 최대한 그럴듯하게 구현한 가상현실이 정신적 외상을 입었던 상황을 그에게 보여준다. 로스바움은 뇌의 후각을 담당하는 부분이 감정을 처리하는 편도체와 가까운 것을 이용해 향기로운 꽃다발, 화약, 중동의 음식, 땀, 쓰레기 등의 냄새를 가상현실 프로토콜에 도입했다.

이런 식으로 외상 후 스트레스 장애를 치료하는 것은 로스바움이 몇 년 동안 많은 공포증 환자를 치료하면서 사용했던 방법을 확장한 것으로, 안심이 되는 상황에서 공포감을 주는 대상에 노출시키되 '뱀'이라는 단어에서 뱀의 사진, 우리에 갇힌 뱀 등등 조금씩 정도를 증가시키는 방법을 썼다. (가상현실의 도움 역시 요청했다. 고소공포증을 치료하기 위해 유리벽으로 된 엘리베이터를 찾은 적이 있는 심리치료사는 이번에는 아무런 비용 없이 높은 곳에 있는 발코니, 뱀과 거미로 가득한 정글 등을 시뮬레이션할 수 있었다.) 소멸 과정은 논리가 통하지 않는 편도체 깊은 곳에까지 뻗어가 이런 메시지를 전달한다. '두려워할 것은 없다.'

소멸은 여전히 보기보다 복잡하다. 단순히 공포의 기억을 지운다기보다는 더 새롭고 안전한 기억을 생성해 원래의 심리적 외상과 자리를 놓고 경쟁하는 과정처럼 보인다. "소멸이란 이름은 좋은 용어가 아닙니다. 공룡과는 다르거든요. 생명체가 스트레스를 받거나 새로운 환경과 접하면 공포스러운 기억이 다시 돌아올 수 있습니다. 완전하게 사라지지 않아요." 로스바움의 동료인 에모리의대의 마이클 데이비스(Michael Davis)는 말한다. 에모리의대의 연구원 데이비스, 로스바움, 케리 레슬러(Kerry Ressler)는 기억 습득을 가속화하는 약물을 사용해 (역설적으로 보이지만) 소멸을 강화하려는 아이디어를 떠올렸다. 이들이 사용한 약물은 D-사이클로세린(D-cycloserine)으로, 결핵을 치료하는 데 쓰이지만 뇌에 들어가면 활성화되어 NMDA 수용체라는 일종의 글루탐산 수용체에 에너지를 전달하는 항생물질이다. 이 수용체는 "생화학적 동시 발생을 감지해 뉴런이 동시에 발화할 때 활성화된다"고 데이비스는 말한다. 이는 세포막을 탈분극화하고 칼슘을 받아들여 기억과 학습의 장기 강화로 이어지는 과정에 시동을 건다.

데이비스는 공포에 대한 기억이 쉽게 생긴다는 사실을 통해, 공포스러운 한 가지 사건은 수많은 공포의 기억이 편도체에서 쏟아져 나오게 한다고 결론을 내렸다. 사자와 마주쳤던 기억을 떠올리기 위해 화학물질의 도움을 받지는 않는다. "한 번 혼나고 나면 다음에는 신중해진다(once bitten, twice shy)"는 속담이 잘 들어맞는 것이다. 이와는 대조적으로 소멸은 거의 마지못해 하듯 느리게 전개된다. 살아남으려면 위험을 잊지 말고 기억해야 한다. 하지만 데이비스의 말대로 세균공포증 환자를 치료하는 방법이 화장실 변기 좌석에 몸을 접촉하게 하는 것이라면 치료를 중도에 그만두는 사람이 많을 것이다. 일반적 치료법으로 여덟 번을 해야 한다면, D-사이클로세린을 이용하면 두 번에 할 수 있다. 누가 봐도 커다란 발전이다. 현재 D-사이클로세린을 이용해 외상 후 스트레스 장애의 소멸 속도를 높이는 방법을 평가하는 임상시험이 진행 중이다. 하지만 이런 경우에도 역시 나쁜 기억을 덮어쓰려고 반드시 알약을 먹어야 하는 것은 아니다.

실험 대상자들은 컴퓨터 화면을 쳐다보고, 손목과 손가락 위 전극과 전선으로 연결된다. 하나는 충격을 전달하고, 다른 하나는 공포를 측정하는 단위인 피부 전도도를 기록할 것이다. 모든 대상자들은 세 집단으로 나뉘어 화면에 파란 사각형이 나타나면 충격을 연상하게 되는 동일한 조건화 실험을 받을 것이다. 다음 날에는 모두 충격 없이 파란 사각형을 보면서 반응을 보이지 않을 때까지 반복하는 소멸 훈련을 한다. 하지만 두 집단은 소멸 시험 전 각각 10분 혹은 여섯 시간 전에 한 가지 추가적 시험을 먼저 받는다. 실제로 알림 시험은 단일한 소멸 시험과 동일하다. 실험 대상자가 충격을 받지 않으면서 그림을 보는 것이다. 하지만 뇌에서는 전혀 다르게 기능한다. 한 차례의 충격으로 유도된 일종의 조건화 공포가 소멸 직후에 빈번하게 자동적으로 다시 나타난다. 그리고 하루 뒤 세 집단 중 두 집단에서 나타났다. 하지만 소멸 10분 전 알림 시험을 받은 집단은 사실상 자생적으로 회복되지 않았다. 이유는 알 수 없지만 소멸이 훨씬 강력한 효과가 있었다. 놀랍게도 한 해가 다 가도록 그 차이는 사라지지 않았다.

어떻게 이럴 수 있을까? 뉴욕대학 엘리자베스 펠프스 연구실의 연구에 따르면 그 답은 다시 강화 이론으로 돌아간다. 기억이 장기 기억에 저장되려면 정서적 끌림에 더해 몇 시간이 필요하다는 개념이다. 이것이 의미하는 바는 기억이 조작될 수 있는 시간대가 존재한다는 뜻이다. 이는 피트먼 연구팀이 매사추세츠종합병원 응급실에서 시도했지만 실패한 것이다. 현재 맥길대학에 있지만 당시 뉴욕대학 조지프 르두 연구실의 연구원이었던 카림 네이더(Karim Nader)는 2000년에 발표해 지금은 유명해진 논문에서 한물간 취급을 받던 초기의 가설을 부활시켰다. 그 가설은, 오랜 기억은 의식에서 기억을 호출할 때 변화할 수 있다는 것이었다. 이러한 관점에서 보면 스크랩북이나 일

기장보다는, 호출할 때마다 수정이 가능한 파일을 담은 하드디스크가 기억에
대해서 올바른 은유가 된다. 기억은 호출된 뒤 어느 기간 동안 변하기가 쉬우
며, 이는 펠프스의 실험에서 알림 시험의 기능이기도 하다. 그리고 몇 시간 동
안 재강화하는 시간을 갖는다.

이러한 특징의 진화적 가치에 대한 논쟁이 끊이지 않는다. 가장 설득력 있
는 설명은 새로운 정보에 맞추어 기억을 갱신할 수 있다는 것이다. 사자에게
물리는 것과 몽구스처럼 작은 동물에게 물리는 것 사이에는 큰 차이가 있다.
일단 공격으로 인한 충격이 가라앉고 상처가 아물면 돌이켜 생각할 수 있고
둘 사이의 차이를 구별할 수 있는 능력에 생존의 가치가 있다. 네이더와 르두,
그리고 현재 예일대학에 재직 중인 글렌 셰이프(Glenn E. Schafe)는 2000년,
쥐가 새로운 기억을 강화하는 것을 막는 약이 재강화하는 시간 동안 기존 기
억을 삭제할 수도 있다는 사실을 밝혔다. 그러자 인간에게 효과가 나타날 방
법을 찾아내려는 경쟁이 시작됐다.

쥐에게 사용한 약물은 온몸에서 단백질 합성이 일어나지 않게 막았지만
불운하게도 독성이 있었다. 따라서 연구원들은 프로프라놀롤이나 메티라폰
(metyrapone) 등의 약물에 관심을 갖게 되었다. 메티라폰은 감정적으로 고조
된 기억 형성과 관련된 스트레스 호르몬인 코르티솔을 억제한다(효과가 있는
지 확인하기 위해 집에서 복용해서는 안 된다. 술이나 모르핀은 도움이 될지도 모른다).
결과적으로 결론이 나지는 않았다. 이는 기존에 존재하는 기억과 성격이 실험
실의 쥐보다 훨씬 다양하며 의식과 자각력이 있는 생물체를 한 가지 심리학

적 변수만으로 설명하려는 것이 얼마나 어려운지 말해준다.

암스테르담대학 연구원 메럴 킨트(Merel Kindt)는 거미의 사진을 보면 공포를 느끼도록 조건화된 실험 대상자에게 재강화 도중 프로프라놀롤을 주었더니 공포심을 덜 느꼈다(눈 깜박임을 제어하는 근육 내부의 전위 강도를 측정했다)고 발표했다. 피트먼은 여전히 프로프라놀롤에 대해 판단을 내릴 수가 없다고 생각한다. 그래서 2010년 펠프스가 다니엘라 실러(Daniela Schiller) 등 동료와 함께 재강화 연구를 발표했을 때 많은 사람들이 흥분했는지도 모른다. 그들의 연구는 약물에 의존하지 않았다.

그들의 연구 결과는 비외과적 방법으로 안전하고 유연하게, 공포심이 되돌아오는 것을 막을 수 있음을 의미했다. 게다가 "공포스러운 기억을 특정해 다른 기억은 건드리지 않고 적용할 수 있으며, 효과는 최소 1년 동안 지속된다"고 했다. 반응이 지나치게 긍정적이었기 때문에 펠프스는 경고하지 않을 수 없었다. "연구는 아직 초기 단계입니다. 2000년 이후 쥐를 대상으로 한 논문이 몇백 편이나 나왔지만 인간을 대상으로 한 논문은 손에 꼽을 정도입니다. 최초의 동물 연구가 시작되자 사람들은 마치 외상 후 스트레스 장애를 치료할 수 있는 것처럼 말했습니다. 그리고 10년이 지났지만 현실 세계의 환자들은 고사하고 건강한 대학생이나 실험실에서조차 사람들을 대상으로는 아무것도 보여준 게 없습니다. 이제 우리가 성공했지만 7년이나 걸렸죠. 저는 사람들이 화면 안의 파란 사각형을 두려워하게 만들었고, 그들이 땀을 덜 흘리게 했을 뿐입니다."

프로프라놀롤이 해답일까? 아니면 색터가 꿈꾸던 ZIP의 약효에 대상을 한정해 재강화할 수 있는 능력을 더한, 아직 찾아내지 못한 무언가가 나타날까? 르두는 기억 연구가 "결실을 맺기 시작할 시점"에 왔으며 외상 후 스트레스 장애 등 중증 장애 치료제가 나오리라 생각한다. 아직 확신하지 못하는 사람들도 있다. 하지만 지금까지 이 증상으로 수많은 사람들이 받은 고통을 생각한다면 로스바움의 의견을 반박하기는 어려울 것이다. "외상 후 스트레스 장애를 예방하는 가장 중요한 방법은 더는 전쟁이 일어나지 않게 하는 것입니다."

6

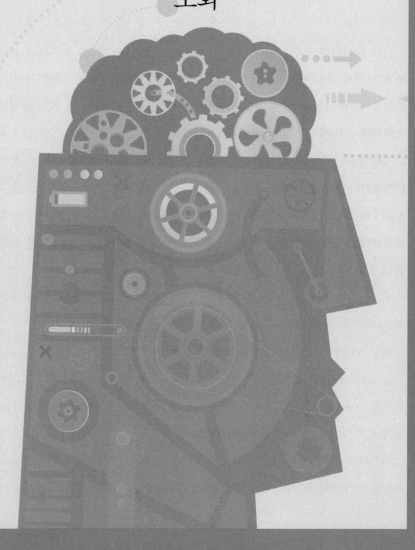

노화

6-1 나이가 들면 왜 기억이 희미해질까?

니킬 스와미나탄

나이가 들어가면서 이름이나 날짜는 물론이고 열쇠를 어디에 두었는지 기억하는 것조차 점점 어려워진다. 그래서 알츠하이머병에 걸린 게 아닌가 두려워하지만, 그저 노화로 인한 기억력 감퇴인 경우가 대부분이다. 뇌 역시 육체와 마찬가지로 언제나 청춘일 수는 없다.

그런데 나이가 들면 기억력을 비롯한 인지 능력이 약해지는 실제 이유는 무엇일까? 앞선 연구에서 축삭돌기(뉴런이 다른 신경 세포에 신호를 보내려고 이용하는 관 모양의 돌출부)가 시간이 지나면서 노화한다는 사실을 보인 바 있다. 이러한 전달자들을 통칭해 백질이라고 부르며, 이들은 뇌의 여러 영역을 연결해 정보를 제대로 처리하는 데 도움을 준다.

연구원들은 나이가 들면 이들 백질이라는 경로가 약화해, 뇌의 영역 사이 통신에 문제가 생기거나 혼선이 나타난다는 사실을 발견했다.

공동 연구 저자인 하버드대학 대학원생 제시카 앤드루스-해나(Jessica Andrews-Hanna)는 말한다. "우리가 보고 있던 것은 서로 다른 뇌 영역 사이의 통신(혹은 혼선)이었습니다. 백질 영역이 실제로 얼마나 안정적인지를 보면 뇌 영역 사이의 통신 상태를 알 수 있습니다."

앤드루스-해나를 비롯한 하버드 연구원들(앤 아버의 미시간대학과 세인트루이스의 워싱턴대학에서도 연구에 참가했다)은 18~93세의 건강한 자원자 93명을 대상으로 일련의 인지 테스트와 뇌 촬영을 하고 나서 인간이 나이가 들면 백질이 자연스럽게 퇴화(뇌 영역 사이의 통신에 문제가 나타나고 기억에 손상이 생긴다)한다고 결론을 내렸다.

과학자들은 연구 대상자들에게 몇 가지 인지와 기억 연습을 하라고 부탁했다. 이를테면 어떤 단어가 생물을 가리키는지, 무생물을 가리키는지 결정하는 것이었다. 그들이 대답을 하는 동안 연구원들은 fMRI를 이용해 뇌 앞부분과 뒷부분에서 이와 동시에 활성화가 되는지 확인했다. 그 결과는 《뉴런》지에 다음과 같이 발표됐다. 뇌 영역 사이의 통신은 나이가 많은 집단에서 "급격히 감소"하는 듯 보인다.

그들은 축삭돌기 부근 수분의 움직임을 관찰함으로써 백질이 제기능을 하는지 측정하는 DTI 기술을 이용, 뇌를 촬영해 급격한 감소 원인을 찾았다. 통신이 활발하게 일어나면 샐러리 줄기를 타고 흐르듯 수분이 움직인다고 하버드대학 인지 신경과학자 랜디 버크너(Randy Buckner)는 말한다. 하지만 문제가 있을 때는 마치 물감 한 방울이 물통에 빠진 것처럼 사방으로 흩어진다. 후자의 경우는 나이 든 집단에서 훨씬 분명하게 나타나며, 이는 백질이 일부 손상되었음을 의미한다.

나이 든 집단의 기억력과 인지 능력 테스트 성적이 나쁜 것은 백질의 손상과 관련이 있었다. 상대적으로 나이 든 사람일수록 젊은이들보다 성적이 나빴다. 연구원들은 시간이 지날수록 뇌의 뒤편보다 앞부분에서 백질에 손상이 많다는 것을 지적했다. 나이가 들어 신경전달물질(뉴런 사이에 전달되는 화학적 신호)이 고갈된 것 역시 회백질(실제 신경 세포체와 지지 세포로 구성된 조직)의 부피가 줄어든 것만큼이나 기억력과 인지 능력 감퇴에 기여한다.

버크너는 나이가 백질을 비롯해 회백질, 신경전달물질에 미치는 영향을 조사할 계획이라고 말한다. "우리는 이것이 어떤 사람은 우아하게 늙어가고 어떤 사람은 그렇지 않은지를 결정하는 중요한 요인인지 알고 싶습니다."

6-2 수면 중 기억 저장과 나이 문제

니킬 스와미나탄

나이가 들면 열쇠를 어디에 두었는지, 중요한 서류가 어디로 숨었는지, 혹은 얼마 전 여행에 누가 왔는지 기억하지 못하는 이유가 무엇일까? 이를 설명하는 데 도움이 될 만한 연구가 하나 있다.

투손의 애리조나대학 연구원들은 《신경과학 저널》에 망각이 발생하는 원인 가운데 일부는 기억을 저장하거나 강화하는 뇌 기능에 문제가 있기 때문이라고 발표했다. 여기에는 우리가 잠시 눈을 붙이는 동안 사건을 '재생'하고 정리하는 과정이 포함되어 있다.

쥐를 대상으로 한 연구에서 과학자들은 동물이 휴식을 할 때 신경 세포가 반복적으로 활동하는 것을 발견했다. 이는 단기 기억을 장기 기억으로 옮기는 것과 관련이 있어 보인다. 하지만 나이 많은 쥐들은 이 과정에 문제가 있었다.

이 연구는 동물의 기억 저장 능력과 기억의 신선함이 관련이 있다는 사실을 최초로 보여주었다. 나이 든 쥐들에게도 기억 재생이 일어나지만 뉴런이 발화 (주위 세포와 통신하기 위해 전기적 임펄스를 전달)하는 순서가 뒤죽박죽이었다.

"기억은 정상적으로 나이 들어가는 과정에서 변화하며, 이는 누구에게나 일어나는 일입니다." 함께 논문을 쓴 신경과학자 캐럴 반스(Carol Barnes)의 말이다. "어떤 경험을 잘못된 순서로 재생한다면 결국 정확한 기억을 끄집어 내지 못하게 될 것입니다."

보스턴대학의 신경과학자 마이클 하셀모(Michael Hasselmo)는 연구에 직접 참가하지는 않았지만, 이 연구 결과가 나이와 연관된 기억 손실이 기억 저장의 문제일 수 있다는 설득력 있는 단서를 제공했으며, 기억 재생 능력을 높일 수 있는 신약 개발의 길을 열었다고 말한다.

반스 연구팀은 젊은 수컷 쥐 열한 마리(출생 후 11~12개월)와 나이 든 수컷 쥐 열한 마리(출생 후 25~31개월)를 대상으로 기억 강화와 기억력을 비교했다. 이는 35세 남성과 70대 남성을 비교하는 것과 비슷하다는 것이 반스의 말이다. 연구팀은 전극을 쥐의 해마에 이식했다. 해마는 중뇌(midbrain)에 있으며 특정 사건과 관련 있는 장소와 사람, 감정에 대한 단기 기억과 일화 기억을 담당한다.

신경과학자들은 1970년대 초 이후 해마에 있는 뉴런들이 행동을 기록할 때와 동일한 패턴으로 수면 중에 재활성화된다고 믿었다. 여러 연구는 이러한 반복된 재생이 정보를 신피질로 복사하는 것이라고 지적했다. 신피질은 뇌의 가장 바깥쪽에 있는 층이며 장기 기억을 저장한다.

쥐 스물두 마리가 먹이를 찾아 트랙과 미로를 돌아다닐 때, 연구원들은 해마에서 일어나는 활동을 기록했다. 젊은 쥐들은 활동을 마치고 나서 수면 중에 그 활동을 그대로 재생했다. 하지만 나이 든 쥐들은 순서가 뒤죽박죽이었다.

그런 다음 연구팀은 쥐들에게 공간 기억과 학습 훈련을 시켰다. 예를 들면 수영 시험에서는 반쯤 물에 잠긴 발판이 있는 수조에서 쥐들이 헤엄을 쳐 발판에 올라가야 했다. 젊은 쥐는 훈련 시간에 발판이 어디에 있는지 알아내 기억했지만, 늙은 쥐는 발판을 찾는 데 오랜 시간이 걸렸다. 하지만 밤의 활동 패턴이 깨어 있을 때와 가장 비슷한 늙은 쥐가 나이 든 동료 쥐들보다 성적이 좋았다.

반스 연구팀은 기억 재생 손상을 치료할 수 있는 약이 있는지 적극적으로 찾고 있다고 말했다. "우리가 조금이라도 손상되기 이전 상태로 되돌릴 수 있다면, 재활성화가 더 많이 일어날 겁니다." 그렇게 되면 기억력을 증가시킬 수 있으리란 말이다. 반스는 그런 기억력 향상제가 젊은이뿐만 아니라 나이 든 사람에게도 도움이 될 거라고 지적한다. "젊은이들이라 해도 기억력에 한계가 있어요. 그래서 대부분 기억력을 최대화할 수 있을 겁니다."

6-3 나이 든 뉴런, 새로운 방법

미한 크리스트

연구원들은 몇십 년 동안 우리가 일상의 경험을 기억하는 능력은 해마라고 하는 가느다란 벨트처럼 생긴 뇌 조직에 의존한다고 믿어왔다. 새로운 기억을 생성하고 오랜 기억을 떠올리는 것 등의 기본적 기억 기능은 이 해마에 있는 서로 다른 여러 뉴런이 실행한다고 생각했다. 현재 여러 연구 결과는 사실 동일한 뉴런이 이 두 가지 다른 기능을 모두 수행하며, 나이가 들어가면서 서로 역할을 바꾼다고 말하고 있다.

과립 세포(granule cell)라고 불리는 이들 해마의 뉴런 대다수는 우리가 아주 어렸을 때 성장해 평생 제자리에 남아 있다. 하지만 새로운 뉴런이 태어나면서 약 5퍼센트는 성체로 성장하는데 이를 신경발생(neurogenesis)이라고 한다. 어린 과립 세포는 새로운 기억 생성에 도움을 주지만, 나이가 들어가면서 역할을 바꾸어 과거를 기억하는 데 도움을 준다. 더 젊은 과립 세포가 새로운 기억 생성에 도움을 주는 자리를 차지한다. MIT의 도네가와 스스무 (Tonegawa Susumu) 연구팀은 저널《세포(cell)》에 연구 결과를 발표했다.

도네가와 연구팀은 나이 든 세포를 선택적으로 제외할 수 있는 유전자 조작 생쥐를 이용해 성체로 태어난 이들 세포의 역할을 시험했다. 연구원들은 생쥐를 대상으로 일련의 미로와 공포 조건화 시험을 했다. 이들은 어린 과립 세포가 동일한 사건에 대해 분리된 기억을 생성하는 데 필수적인 반면 오래된 과립세포는 작은 단서를 기반으로 과거 사건을 기억하는 데 필수적이라는 사실을 밝혀냈다. 이처럼 노화와 외상 후 스트레스 장애의 원인에 공통적으로 기억 손상이 있다는 것은, 이것이 오래된 세포와 새 세포의 불균형과 관련이 있을 가능성을 의미한다. "어린 세포가 정상치보다 적으면, 건강한 사람들 눈에는 서로 다른 사건으로 보이는 두 가지 사건을 구별하지 못할 수도 있다"고 도네가와는 말한다. 이와 동시에, 오래된 세포가 너무 많아도 현재의 단서에 의해 정신적 외상을 일으키는 과거의 경험이 떠오르기 쉽다.

　이전 연구에서, 정신적 외상을 일으키는 경험과 자연적 노화 모두 해마에서 새로운 뉴런이 적게 생산되는 결과로 이어진다는 사실이 밝혀진 바 있다. 하지만 신경발생에 생긴 문제와 기억 장애의 인과관계를 인정받지는 못했다. 그런 관계가 발견된다면 이 연구는 신경발생을 자극하는 치료법의 새로운 장을 열게 될 것이다. 게다가 이미 기억이 어떻게 작동하는지에 대한 우리의 사고방식을 바꾸고 있다.

유산소 운동이 노인의 기억력을 향상시킨다

캐서린 하먼

많은 연구에서 운동이 노년의 뇌 건강 향상과 관련이 있다고 밝혀왔다. 한 대조 시험(controlled trial)은 유산소 운동이 해마를 강화하면 뇌 건강에 어떻게 도움이 되는지 자세히 밝히고 있다.

나이가 들면 치매나 알츠하이머병 같은 신경 인지 장애가 없더라도 뇌의 일부가 줄어든다. 이 연구는 노년기에 약간의 활동을 하는 것만으로 뇌의 일부가 퇴화하는 것을 막거나 심지어 더 커지게 할 수도 있음을 보여주었다. 연구 결과는《미국국립과학아카데미 회지(Proceedings of the National Academy of Sciences)》에 발표됐고, 이로써 점점 늘어가는 미국 노년층의 기억력 감퇴를 막는 데 도움이 될 것이다.

연구팀은 55~80세 성인이 1년 동안 일주일에 3일, 40분 동안 트랙을 한 바퀴씩 걸었더니, 기억과 공간적 추론에 관련된 해마의 크기가 커진 사실을 발견했다. 대신 스트레칭에 참여한 노인들은 해마가 커지지 않았다.

연구를 위해 활동을 많이 하지 않는 노인 120명을 모집했는데, 연구가 시작되기 전 촬영한 MRI에 따르면 이들은 치매는 없었지만, 나이가 들면서 나타나는 일반적인 해마의 축소 현상을 경험하고 있었다. "우리는 노년에 나타나는 해마의 퇴화가 대개 피할 수 없는 것이라고 생각했습니다." 피츠버그대학 심리학 교수이자 공동 저자인 커크 에릭슨(Kirk Erickson)이 미리 준비한 글을 보며 말했다. "하지만 이제 우리는 1년 동안 약간의 운동을 하는 것만으로 해마가 커질 수 있다는 것을 밝혀냈습니다."

왼쪽 해마의 크기는 2.12퍼센트, 오른쪽은 1.97퍼센트가 증가했다. 그리 크게 증가했다고 할 수는 없지만 1~2년 정도 이전 크기로 되돌아간 것이다. 반면 스트레칭을 실시한 집단은 나이에 따른 예상 감소치가 이어져서 왼쪽 해마와 오른쪽 해마 각각 1.40퍼센트, 1.43퍼센트 감소했다.

컴퓨터를 이용한 공간 기억 테스트에서는 걷기 집단과 스트레칭 집단 모두 정확도가 향상됐다. 그런데 연구를 시작할 때 건강했던(따라서 해마의 크기도 컸던) 사람들이 기억 테스트에서 성적이 좋았던 것에 대해서는 "운동을 시작하고 나서 해마가 커진 만큼 기억 기능이 향상된 것으로 보아야 한다"라고 연구원들은 말했다. 그리고 걷기 집단에서 해마가 커진 것은 기억 테스트 점수의 향상과 관련이 있었다.

뇌의 유연성, 특히 손상된 부위에 맞춰 뇌가 적응하는 능력은 놀라울 정도라는 결과가 거의 매일 쏟아진다. 그런데 상대적으로 많은 연령대에서 "뇌는 여전히 (주요한 영역에서도) 변화할 수 있습니다"라고 에릭슨은 말했다.

유산소 운동 집단은 해마의 크기가 증가한 것에 더해 고수준 뇌유래신경영양인자(brain-derived neurotrophic factor, BDNF)가 있는 경우가 많았다. 뇌유래신경영양인자는 해마의 크기 증가 및 기억력 향상과 관련된 화합물이다. 각각 공간 감각과 기억에 연관된 뇌의 다른 두 영역인 시상(thalamus)이나 미상핵(caudate nucleus)에는 아무런 변화가 일어나지 않았다. 해마만이 유산소 운동 요법에 영향을 받는 것으로 보이자 연구원들은 유산소 운동이 "세포 증식 (cell proliferation)이나 수상돌기 분기(dendritic branching)"를 촉진하는 특정 분자 경로에 영향을 주는 듯하다고 추론했다.

이 연구 결과는 연구 중인 생물학적 메커니즘을 정확하고 깊게 이해하는 데 도움을 줄 것이다. 또한 운동을 시작할 때의 건강 상태가 기억력과 연관이 있긴 하지만, "노년에 유산소 운동을 시작하는 것이 인지 능력 향상이나 뇌의 크기를 키우는 데 헛되지 않다"는 개념을 뒷받침한다고 연구원들은 결론을 내렸다. 스트레칭으로 신체적 유연성과 마음의 평화를 얻을 수는 있겠지만 정신적 명민함을 얻으려면 유산소 운동이 최고인 것 같다.

6-5 건강한 육체, 건강한 정신

크리스포터 헤르초그·아서 크레이머·로버트 윌슨·울먼 린든버거

운동을 하지 않으면 근육에 탄력이 없어진다는 건 모두 아는 사실이다. 그런데 운동을 하면 뇌 역시 건강해진다는 사실은 대부분 알지 못한다. 외국어를 배운다든지, 어려운 십자말풀이를 하거나 여타 지적 자극을 주는 일처럼 머리를 쓰는 운동을 말하는 것이 아니다. 연구원들은 육체적 운동이 활기찬 정신 건강에도 필수라는 사실을 연구하고 있다.

놀라운가? 정신적으로 어려운 활동('쓰지 않으면 잃는다'라는 가설로 대중에게 알려졌다)을 수행해 인지기관을 훈련한다는 아이디어는 잘 알려졌지만, 몇십 가지 연구 결과에 따르면 뛰어난 정신적 능력을 유지하는 데는 그 이상이 필요하다. 생각이 필요한 활동에 참여하고, 정기적으로 운동을 하고, 사회 활동에 참가하는 것은 물론 긍정적 자세를 갖는 것 역시 노년의 인지 능력에 영향을 미친다.

뿐만 아니라 오래된 뇌는 흔히 알려진 것보다 훨씬 유연하다. 한때는 "늙은 개는 새로운 재주를 배우지 못한다"는 고정관념이 옳다고 생각했다. 과학적으로 이 속담이 틀렸다는 사실이 입증되었다. 일반적으로 노인은 새로운 일을 배우는 속도가 젊은 사람보다 느리고, 젊을 때 시작했더라면 최고 전문가가 되었을 분야라 해도 그 정도 성과를 내지는 못한다. 그럼에도 나이에 따른 인지 능력 쇠퇴를 미리 방지하는 노력을 하면 향상된 인지 능력을 나타낼 수 있

다. 미국을 건국하고 2대 대통령을 지낸 존 애덤스(John Adams)는 이렇게 말했다. "나이 든 정신은 늙은 말 같아서 제대로 돌아가길 바란다면 운동을 해야 한다."

때마침 이런 뉴스가 나왔다. 미국을 비롯한 여러 산업국가의 노인 비율이 꾸준하게 증가하고 있다. 1900년에는 미국 시민 중 65세 이상 인구가 4.1퍼센트였지만, 2000년에는 12.6퍼센트로 증가했고, 2030년에는 20퍼센트가 될 것으로 보인다. 사회적 관점에서 보면, 개인의 기능 연장은 그 자체로도 바람직한 목표일 뿐만 아니라 건강 비용을 장기적으로 분산해서 부담하는 것일 수도 있다. 개인적으로 보면, 최적의 인지 기능 유지는 삶의 질을 높여준다는 의미만으로도 가치가 있다.

정신 훈련

어떻게 하면 평생 정신을 날카롭게 유지할 수 있을까 하는 질문은 고대 문헌에서도 철학자들의 고민을 통해 드러나 있다. 로마의 웅변가 키케로(Cicero)는 이렇게 말했다. "영혼에 힘을 더해주고, 활기찬 마음을 유지해주는 것은 운동뿐이다." 이 분야에 대한 현대적 연구는 1970년대와 1980년대, 건강한 노인은 이전에 생각하던 것보다 훨씬 능력을 향상시킬 수 있다는 사실을 보여주는 연구와 함께 시작되었다. 초기 연구에서는 충분히 다루지 못한 질문이 있다. 이를테면 성인이 훈련을 통해 습득한 새로운 기술은 얼마 동안 유지가 되는가. 그렇게 특별하게 개발된 능력은 일상생활에 필요한 다른 분야의 인지 활동에도 영향을 주는가. 소수의 실험 대상자만으로 수행된 연구가 사회 대다수 구성원에게 광범위하게 적용될 수 있는가 등이다.

인지 훈련이 노인에게 상당한 효과가 있으며, 이런 효과는 상대적으로 오래 지속될 수 있다는 사실이 실험에서 입증됐다. 이러한 변화가 일어나기 시작할 무렵인 지난 20세기에 연방정부의 국립노화연구소(National Institute on Aging)에서는, 나이 든 미국인들을 표본으로 선발해 대규모 훈련 연구를 수행하는 연구원들의 컨소시엄에 연구비를 지원했다. 2002년 앨라배마대학 버밍햄의 심리학자 칼린 볼(Karlene Ball) 연구팀은 10회가량 인지 훈련을 받은 65세 이상의 노인 2,500여 명을 대상으로 한 연구의 초기 결과를 발표했다. 실험 참가자들은 기억과 추론, 시각적 탐색 중 한 가지 분야에서 훈련을 받는 인지 과정 훈련 집단이나, 아무런 훈련을 받지 않는 대조군 집단에 임의로 할당됐다. 2년 뒤 연구원들은 초기 참가자 중에서 무작위로 선택한 사람들에게 평가를 받기에 앞서 촉진 훈련을 받게 했다. 결과적으로 훈련과 결과 사이에 상관관계가 대조군보다 크게 나타났고, 능력 향상 패턴에는 특수성이 드러났다. 예를 들면 시각 탐색 훈련을 받은 사람들은 시각 탐색 능력이 크게 증가했지만 기억과 추론 테스트에서는 대조군과 비교해 거의 향상이 없었고 평범한 결과가 나왔다. 5년 뒤 표본을 대상으로 한 재검사에서 나온 데이터는 시간 간격이 길긴 했지만 훈련으로 인한 효과가 여전히 존재하는 것을 보여주었다.

그러나 더욱 인상적인 것은 훈련에 관한 최근 연구들로, 이는 심리학 용어로 집행 기능(executive function)이라는 것에 초점을 맞춘다. 집행 기능이란 어떤 일에 전략적으로 접근하는 방법을 어떻게 계획하는가, 처리해야 할 일을 어떻게 통제하는가, 어떻게 마음을 관리하는가 등을 말한다. 전략적 기억법처럼 매우 특별한 능력에 집중하는 훈련과는 달리, 사람들이 생각하는 방법을 제어하게 도와주는 훈련은 생각이 필요한 여러 상황에 도움이 될 광범위한 능력을 키우려는 것으로 보인다. 예를 들면 일리노이대학 심리학자 찬드라말리카 바사크(Chandramallika Basak) 연구팀은 기획과 실행 제어 능력을 요구하는 실시간 전략 비디오게임 훈련이 게임 실력의 향상은 물론 다른 실행 통제력을 향상하는 측면이 있다는 사실을 보여주었다. 또 다른 연구 결과는 광범위한 인지 기능에 영향을 미치는 고수준 능력을 훈련하는 방법을 학습 중인 심리학자들을 보여준다.

하지만 인지력 향상이나 인지력 하락 방지를 위해 전문 훈련을 받을 필요는 없다. 독서 등 일상 활동이 도움이 될 수도 있다. 우리는 인지력을 향상하는 활동에 관한 10여 가지 이상의 연구를 검토했다. 2003년 시카고 러시대학 의료센터의 신경심리학자 로버트 윌슨(Robert S. Wilson) 연구팀은 한 지역에 사는 노인 4,000여 명을 모집해 일곱 가지 인지 활동(이를테면 잡지 읽기 등)에 얼마나 자주 참여하는지 측정했다. 평균적으로 거의 6년 동안, 3년 간격으로 실험 참가자들에게 간단한 인지 능력 테스트가 포함된 방문 조사를 실시했다. 그 결과, 처음부터 인지 활동에 자주 참여했던 사람들은 시간이 흘러도 인지력 감퇴가 적게 나타났다.

육체 활동

지난 10여 년 사이 몇몇 연구에서는 육체 활동과 인지력의 관계를 강조했다. 예를 들면 캘리포니아대학 샌프란시스코의 신경정신과 의사 크리스틴 야페(Kristine Yaffe) 연구팀이 2001년 발표한 연구에서는 미국의 서로 다른 의료 센터 네 곳에서 65세 이상 여성 5,925명을 모집했다. 참가자들은 모두 걷기 등 여타 육체 활동을 제한하는 육체적 장애가 없었다. 또한 인지력에 문제가 있는 사람도 제외됐다. 그런 다음 연구원들은 하루에 도심지를 몇 블록이나 걸어 다니는지, 계단을 얼마나 걸어 올라가는지 질문했고, 그 밖의 육체 활동 33가지를 어느 정도 하는지 설문지를 작성하게 해서 얼마나 신체 활동을 하고 있는지 평가했다. 그러고 나서 연구원들은 6~8개월 뒤 인지 기능 수준을 평가했는데 가장 활동적인 여성은 인지력이 저하될 가능성이 30퍼센트 낮았다. 흥미롭게도 걷는 거리는 인지력과 관련이 있었지만, 걷는 속도는 관련이 없었다. 약간의 육체 활동만으로도 노인들은 인지력 퇴보를 방지할 수 있는 것으로 보인다.

약간의 운동도 좋긴 하지만 유산소 운동으로 순환계를 건강하게 유지하는 것이 뇌 건강의 진정한 핵심이다. 1995년에 발표된 한 연구에서 존스홉킨스대학의 신경과학자 메릴린 앨버트(Marilyn Albert) 연구팀은 70~79세의 건강한 노인 1,192명을 대상으로 30분 정도 걸리는 일련의 과제를 수행하게 해 인지력을 측정했다. 과제에는 언어, 언어적 기억, 비언어적 기억, 개념화와 공간 시각 능력 테스트 등이 포함됐다. 2년이 지나는 동안의 인지력 변화를 가장 잘 예측한 것은 격렬한 활동과 최대 호기량(peak pulmonary expiratory flow)이었다.* 2004년 발표된 한 조사에서 하버드 대학 전염병학자 제니퍼 위브(Jennifer Weuve) 연구

*숨을 들이마시는 최대량.

팀 역시 70세 이상의 간호사 1만 6,466명을 대상으로 2년 동안의 육체 활동과 인지력 변화의 관계를 조사했다. 실험 참가자들은 다양한 신체 활동(달리기, 조깅, 걷기, 하이킹, 라켓 운동, 수영, 자전거, 에어로빅댄스)에 얼마나 많은 시간을 썼는지 일주일 단위로 기록했고, 스스로 측정한 걷기 속도 기록을 제공했다. 위브 연구팀이 관찰한 결과, 육체 활동에 소비된 에너지와 인지력 사이에는 유의미한 관계가 있었다.

지금까지 소개한 연구는 비교적 짧은 기간(불과 몇 년) 동안의 정신적 능력을 조사한 것이다. 장기간에 걸쳐서 같은 주제를 연구한 결과가 몇 편 있다. 2003년, 런던대학교의 정신의학 교수 마커스 리처즈(Marcus Richards) 연구팀은 1,919명의 남녀를 대상으로 조사를 했다. 36세 때의 운동 및 여가 활동 참여가 43세 때의 기억력에 어떤 영향을 미치는가에 대한 조사였다. 또한 그것이 43세부터 53세까지의 기억력 변화에 어떤 영향을 미치는지도 조사했다. 분석 결과 36세 때 육체적 운동과 여가 활동에 참가한 사람은 43세 때 기억력 점수가 좋았다. 36세 때 운동을 한 사람들은 여가 활동을 비롯한 여러 가지 육체적 활동에 적응을 했기 때문에 43세부터 53세까지 기억력 감퇴 속도도 느렸다. 또한 연구 결과에 따르면, 36세 이후 운동을 그만둔 사람들은 기억력 유지에 별 도움을 못 받았지만, 36세 이후에 운동을 시작한 사람은

기억력이 그대로 유지됐다.

2005년 스웨덴 카롤린스카연구소의 대학원생 수비 로비오(Suvi Rovio)와 동료들은 65~79세 사람들을 대상으로 중년의 육체 활동과 평균 21년 후 치매에 걸릴 가능성의 관계를 조사했다. 참가자들은 지속 시간이 최소 20~30분 이상이며, 숨이 차고 땀이 나는 활동을 일주일에 몇 번 했는지 알려주었다. 중년기에 그런 활동을 일주일에 두 번 이상 했을 때는 노년에 치매 위험이 줄어들 가능성이 높았다. 실제로 왕성하게 활동하는 집단에 소속된 참가자들은, 앉아서 지내는 시간이 많은 집단보다 치매에 걸릴 가능성이 52퍼센트 낮았다.

정신과 육체의 관계

육체적 훈련이나 정신적 자극을 주는 활동에 참여하는 것이 인지력에 도움이 된다는 사실이 타당해 보이긴 하지만, 왜 육체 활동이 그런 효과를 나타내는지는 곧바로 이해되지 않을 수도 있다. 육체 활동과 질병의 연관성에 관한 자료는 점점 많아지고 있다. 운동과 움직임이 많은 활발한 생활방식이 질병 예방에 얼마나 도움이 되는지 조사한 수많은 연구가 있다. 요사이 육체 활동이 심혈관 질환 사망률이나 당뇨병, 대장암, 유방암, 골다공증 등의 위험을 줄여준다는 사실이 알려졌다. 반면 심혈관 질환, 당뇨병, 암 등은 인지 손상에 영향을 준다. 따라서 육체적으로 활발하게 활동하고 운동을 많이 하면 인지력 하락과 관련된 질병에 걸릴 위험이 줄어들어 인지 기능이 유지된다고 예상할 수 있다.

2006년 발표된 연구에서 일리노이대학 심리학자 스탠리 콜컴(Stanley J. Colcombe) 연구팀은 피트니스 훈련이 뇌 구조에 미치는 잠재적 영향을 조사했다. 6개월 동안 실시된 실험은, 건강하지만 육체 활동을 별로 하지 않는 60~79세의 지역 주민을 대상으로 했다. 피트니스 훈련 후 실시한 뇌 촬영에서는 비교적 짧은 운동만으로도 노화에 따른 뇌 크기 감소가 회복된다는 사실을 볼 수 있었다.

이러한 연구 결과를 뒷받침하는 수많은 동물 연구는 강화되거나 복잡한 환경에 처하면 뇌 구조와 기능에 몇 가지 변화가 나타난다는 사실을 보여주었다. 강화된 환경(enriched environment)이란 보통 쳇바퀴, 수시로 바뀌는 다양한 장난감과 기구, 동물 친구 들을 말한다. 이런 환경에는 몇 가지 생리학적 이점이 있다. 먼저, 새로운 수상돌기와 시냅스 생성이 늘어나는데 시냅스는 신경 세포가 통신 신호를 주고받는 곳을 말한다. 또한 신경 교세포의 수를 증가시킨다. 신경 교세포는 뉴런의 건강에 도움을 주고, 뇌의 모세혈관에 산소 공급을 늘린다. 강화된 환경은 새로운 뉴런이 성장하게 도와주고, 뇌를 보호하고 성장시키는 분자인 뉴로트로핀(neurotrophin)의 증가 등 일련의 분자 변화와 신경화학적 변화를 일으킨다.

퍼즐 풀기나 팔굽혀펴기 등도 일부 도움이 되고, 다른 요소들 역시 정신 건강을 증진시킨다. 먼저 사회단체 참여는 대개 인지력 향상과 치매 예방에 도움이 되는 것으로 보인다. 일반적으로 이 연구는 사회적 고립과 유대

(connectedness)를 비교적 객관적으로 측정하는 방법을 찾는 데 주로 관심을 기울였다. 여기에는 사회적 교류를 분명하게 포함하는 활동(이를테면 자원봉사 등)에 얼마나 참여하는지, 꾸준히 만나는 친구나 친지의 숫자, 결혼 여부 등이 포함됐다. 태도나 믿음이 성인의 인지력에 미치는 긍정적 측면을 연구한 결과에는 허점이 많았다. 긍정적 믿음이나 태도는 대부분 간접적으로 인지력 강화에 중요한 영향을 미친다. 긍정적인 믿음이나 태도가 인지력 강화와 관련된 행동과 연관성이 있다고 알려진 행동 유형(이를테면 운동, 정신적 자극을 주는 활동 등)에 영향을 주기 때문이다.

일반적으로 낙천적이고, 상냥하며, 새로운 경험에 개방적이고, 성실하며, 의욕적이고, 목표가 분명한 사람들은 대개 성공적으로 나이 들어가고, 기회를 활용하며, 생활환경에 효율적으로 대처하고, 사건을 당해도 감정 조절을 잘하고, 어려움에 처해도 행복감과 만족감을 잃지 않는다.

노년기에는 인지력 저하를 감소시키는 활동도 있지만, 정작 위험을 가중하는 행동 패턴도 있다. 우울증이나 불안, 분노, 수치 등 부정적 감정에서 비롯되는 만성 통증 장애는 인지력 저하 등 성인기의 다양한 부정적 증상과 연관성이 있다. 심리적 장애를 겪게 되는 성향을 대개 신경증적 성격이라고 한다. 신경증 증세가 심할수록 알츠하이머병이 발생하거나, 심하지는 않다 해도 노년기에 인지력 손상이 일어나는 경우가 많다는 연구 결과가 꾸준히 발표된다.

인지력 강화

노년기의 인지력 저하를 막아주는 마법의 알약이나 백신은 없다. 따라서 인지력 강화에 대한 대중 정책은 건강 예방 모델을 따라야 한다. 정책 지도자들은 더 광범위한 사회적 맥락(노인 교육 운동 등)에 포함시키는 방법으로, 본질적으로 노인들에게 의미 있는 지적 활동을 촉진할지 모른다. 앞으로의 연구에서 중요한 이슈는 어떻게 참여하는 생활방식을 홍보하고, 은퇴 전 중년부터 이를 구현할 방법을 이해하는가가 될 것이다. 일에 대한 요구와 그 밖의 역할(양육 등)이나 활동에 사용하는 시간 사이의 갈등이 필연적일 수밖에 없다는 것을 고려하면, 업무와 관련된 활동 프로그램(직장과 가까운 운동 시설 등)이 삶을 풍요롭게 하는 데 도움이 될지 파악해보면 좋을 것이다.

또한 대중은, 노년의 인지 건강에 대해 알려지지 않은 부분이 여전히 많을 뿐 아니라, 정신 운동의 효과가 얼마나 의미 있고 지속되는지에 대한 논쟁이 계속된다는 사실을 알 필요가 있다. 정신 훈련을 위한 컴퓨터게임과 도구들이 시장에 출시되지만 이처럼 값비싼 상품의 효과에 대해서는 강력한 문제 제기가 있어왔고 과학 연구는 아직 이를 뒷받침하지 못한다. 그러한 상품에 노년기의 정신 건강에 필요한 모든 기능이 포함되어야 하는 것은 아니라 해도 소비자들은 상품의 효과에 대한 증거를 주의 깊게 살펴볼 필요가 있다.

앞으로 다가오는 몇십 년 사이에 노화와 인지에 관한 우리의 지식이 확장되리란 전망이 나온다. 노년기의 인지 기능이 제대로 작동하는 것을 방해했던 한계점들은 극복하기 어려울 것으로 보였다. 이를 결국 노화로 인한 인지 능력의 하락이라는 비관적 가정으로 보아야 할지, 아니면 인지력 강화를 통해 인간의 능력을 최대화할 수 있는 가능성으로 보아야 할지 우리는 곧 알게 될 것이다. 의학 발전이 치매를 유발하는 병을 효과적으로 치료해 수명을 늘린 것처럼, 심리학 발전은 수명이 늘어난 노인들의 삶의 질 향상에 크게 기여할 수 있다. 부분적으로는 삶의 태도와 행동이 노년기의 인지 기능을 촉진한다는 사실을 실증적으로 보여주기 때문이고, 더 일반적으로는 행동을 통해 우리 모두가 도움받을 수 있음을 보여주기 때문이다.

운동의 힘

에어로빅(걷기) 프로그램에 참가한 노인들(파란색)은 스트레칭 프로그램에 참가한 노인들(빨간색)보다 인지 능력이 뛰어났다.

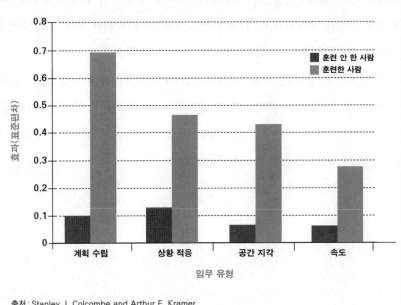

출처 : Stanley J. Colcombe and Arthur F. Kramer

7

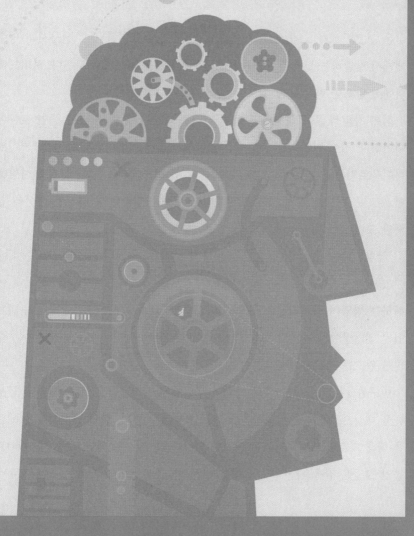

기억력 향상

캐서린 하먼

꿈은 프로이트가 고착(fixation)이라고 했던 것을 표현하거나, 선사시대 맹수에게서 탈출하는 모습을 보여주는 것 이상의 일을 하는지도 모른다. 하버드대학에서 발표한 한 연구에 따르면, 꿈은 우리의 학습을 도와준다.

꿈이 창의적 문제 해결에 도움이 된다는 의견을 놓고 몇십 년 동안 토론이 이어졌다. 잠이 기억력을 향상시킨다는 의견도 마찬가지였다. 그런데《커런트 바이올로지(Current Biology)》지에 발표된 한 연구에서는 꿈이 실제로 사람들이 새로운 정보를 잊지 않게 도와준다는 사실을 입증했다. 하지만 몽상을 할 때만 그런 일이 일어났다.

"꿈의 기능이 무엇인지에 관한 논쟁이 시작된 지 거의 100년이 흐른 뒤에 이 연구에서 말하는 것은, 뇌가 새로운 정보를 처리하고 통합하고 확실히 이해하는 방법이 꿈이라는 사실입니다." 하버드의대 베스이스라엘병원 수면과 인지 센터장이자 논문의 수석 저자인 로버트 스틱골드(Robert Stickgold)는 준비한 원고를 보면서 말했다.

연구원들은 학습에서 꿈의 역할이 무엇인지 살펴보려고 99개 단과대 학생들을 대상으로 3차원 컴퓨터 미로 테스트를 실시했다. 실험 대상자들은 최선을 다해 미로를 빠져나가라는 지시를 받았다. 한 시간쯤 지난 다음, 이후 90분 동안 그들은 잠을 자거나 조용히 앉아서(비디오를 보거나 아무것도 하지 않고 쉬면서) 시간을 보냈다. 잠을 자는 학생들이 (학습이나 문제 해결과 관계있는 것으로 알려진) 렘수면에 빠지지 않게 했고, 꿈을 꾸게 되면 무슨 꿈인지 보고하게 했다. 깨어 있는 집단은 주기적으로 무슨 생각을 하는지 연구원에게 알려 주었다. 첫 번째 테스트가 끝나고 다섯 시간 뒤 모든 학생들은 다시 테스트를 받았다.

미로 탈출 임무에 관한 꿈을 꾸었던 학생들은 꿈을 꾸지 않았거나 깨어 있던 학생들보다 미로 찾기 능력이 10배나 커졌다.

스틱골드는 말했다. "꿈은 잠자는 뇌가 기억과 관련된 일을 한다는 것을, 직접적 기억력 향상을 포함해 여러 수준에서 가리키고 있음이 분명합니다."

하지만 미로에 관한 꿈을 꾼 학생들이 미로 찾기를 정확하게 재현한 건 아니었다. 그보다는 "미로 찾기라는 주제와 관련되긴 해도 먼 연관성이 있었다"고 연구원들은 논문에서 밝혔다.

"꿈꾼 학생들은 다양한 상황을 이야기했습니다. 미로 내부의 체크포인트에서 사람을 만나거나, 박쥐가 사는 동굴에서 길을 잃거나, 심지어 컴퓨터게임 배경음악이 들리기도 했습니다." 하버드의대 베스이스라엘병원 박사후 과정 연구원 에린 왐슬리(Erin Wamsley)가 준비된 원고를 보며 말했다. 동일하진 않지만, 유사한 뇌-활성화 패턴을 활동을 마치고 난 설치류에게서 관찰할 수 있었다.

연구원들이 지적한 가장 흥미로운 결과는 임무를 잘 수행하려는 동기와 실제 잘하는 것은 거의 관련이 없었다는 사실이다. 실제로, 깨어 있던 집단 가운데 문제를 가장 빨리 풀겠다는 의욕이 넘쳐서 테스트 사이에도 문제 풀기에만 전념했던 학생들은, 두 번째 테스트에서 별다른 신경을 쓰지 않고 꿈을 꾸었는지 보고도 하지 않은 학생들보다도 점수가 좋지 못했다. 하지만 잠을 잤던 집단에서 미로에 관한 꿈을 꾼 사람들은, 처음 임무에서는 성적이 나빴지만 두 번째 테스트에서는 가장 많이 성적이 향상됐다.

왐슬리에 따르면 이는, "무언가 어려운 일이 있다는 것은 그것이 내게 가장 중요하다는 뜻입니다. 따라서 뇌는 잠을 잘 때도 그 문제에 집중합니다. 뇌는 내가 그 일을 더 잘하려고 애써야 한다는 사실을 '압니다'. 아마도 꿈이 가장 도움이 되는 때인 듯합니다."

그러니 꿈을 꾸시라. 우리의 기억과 문제 해결 능력이 꿈 덕분에 더 좋아질지도 모르니까.

7-2 기억하는 약

더글러스 필즈

누군가의 이름이 떠오르지 않거나 신용카드 비밀번호를 잊어버린 경험이 누구에게나 있을 것이다. 새 신용카드가 우편으로 도착할 때까지 2주일 동안 기다리기보다는 알약을 하나 삼켜 잃어버린 기억이 되돌아온다면 좋지 않을까? 이스라엘 바이츠만연구소와 뉴욕주립대 브루클린 다운스테이트 메디컬센터 신경생물학자 연구팀은 쥐를 이용한 실험에서 이를 성취해냈다. 쥐의 뇌에서 PKM 제타라는 효소가 증가하게 해 희미한 기억을 향상시키는 것이다.

기억에는 쉽게 문제가 생긴다. 머리를 한 번 부딪치기만 해도 문제가 발생한다. 다양한 유형의 치매에 수반되는 건망증과 기억상실 치료 약물이 필요한데도 과학자들은 새로운 기억 생성을 강화하고 희미해져가는 기억력을 향상시킬 방법을 찾아내지 못했다. 기억이 고정되는 것을 막아주는 약물은 여러 가지가 있다. 심지어 정신적 외상을 남긴 사건의 기억을 '삭제'하는 약물도 있다. 하지만 사람들이 간절히 바라는 '똑똑해지는 약'은 여전히 나올 기미가 보이지 않는다.《사이언스(Science)》지의 과학자들은 기억 생성을 증가시키고 희미해진 기억을 되살려주는 방법이 발견됐다고 주장한다.

과학자들은 기억이 생성될 때 PKM 제타라는 효소가 기억을 저장하는 뉴런에서 합성된다는 이전 연구 결과에 주목했다. 이 효소가 방해를 받으면 기억 생성에 문제가 생겼다. 그러자 연구원들은 뉴런에서 이 효소의 양이 늘어나면 기억력이 향상되진 않을지 궁금해졌다.

과학자들이 실험에 사용한 '조건 맛 혐오(conditioned taste aversion)'라는 기억 테스트는 잘 알려져 있다. 어떤 물질, 이를테면 특정 음료를 마시고 몸이 아팠다면 다음번에는 그 음료에 강한 혐오감을 느낄 것이다. 이런 기억은 아주 오랫동안 지속될 수 있다. 그러면 다시는 불쾌한 경험을 해서 이런 강력한 기억이 생기는 일이 없도록 하려 할 것이다. 신경과학자들은 쥐가 마시는 물에 사카린 향을 첨가한 다음, 무해하지만 쥐에게는 병든 느낌이 드는 약물을 주입했다. 며칠 뒤 사카린 향이 나는 물과 순수한 물을 주며 선택하게 하자, 몸이 아팠던 기억을 학습한 쥐는 달콤한 사카린 향이 나는 물을 회피했다.

과학자들은 바이러스를 이용해 뉴런에 PKM 제타를 생성하는 유전자를 전달한 다음, 쥐가 미각 혐오 테스트를 받기 전 쥐 내부에 PKM 제타 효소의 양을 증가시켰다. 테스트 후 일주일이 지나자, 이들 쥐는 달콤한 향이 나는 물을 마시지 않으려는 훨씬 강해진 혐오감을 보였다. 이는 물의 맛과 몸이 아팠던 기억을 연관하는 학습 능력이 더 강해졌다는 의미였다. 이를 인간에게 적용해 시험공부를 하기 전 인간 뇌의 PKM 제타 수준을 높이는 알약을 먹게 하면 공부가 훨씬 수월해지고 기억력도 좋아질 것이다. 하지만 기억상실에 걸린 사람에게는 이미 기억이 사라져 아무런 소용이 없을 것이다. 기억이 생성되어 사라지기 시작했다면 PKM 제타가 기억을 회복하는 데 도움이 될까?

과학자들은 이를 알아내려고 사카린 향이 나는 물을 회피하는 훈련을 받게한 다음 일주일 후 쥐의 뇌에 PKM 제타를 주입했다. 테스트 일주일 후(훈련을 받은 지는 2주 후), 이들 쥐에게서는 훈련을 받고 PKM 제타를 받지 않은 쥐보다 향이 나는 물을 회피하려는 성향이 훨씬 강하게 나타났다. 이는 기억이 생성된 후 치료를 통해 기억력을 향상시킬 수 있다는 최초의 사례 보고다.

이를 이해하기 위해, 세포 수준에서 기억이 무엇인지, 어떻게 생성되는지 인식하면 도움이 될 것이다. 기억은 뉴런 사이의 연결, 즉 사카린의 맛을 전달하는 뉴런과 몸이 아프다는 감각을 전달하는 뉴런 사이의 연결이 생성되거나 강화되는 것이다. 학습하는 동안 뉴런 사이의 시냅스 연결은 자극에 더 민감하게 해주는 화학 반응으로 인해 일시적으로 강화될 수 있다. 하지만 이런 기억은 전화를 걸기 위해 잠시 기억하는 전화번호 같은 것이라 금방 사라진다. 장기 기억에는 새로운 시냅스 구조가 필요하고, 시냅스에 또 다른 유형의 신경전달물질 수용체를 더 많이 더해 기존 시냅스가 신경전달물질에 민감하게 반응하도록 해야 한다. 하지만 이런 일을 PKM 제타가 할 수는 없다. PKM 제타는 그보다는 현장감독과 비슷해서 다른 단백질이 할 일을 지시해 시냅스를 강화하는 세포 구조를 구축한다.

연구원들은 PKM 제타 수준을 높였을 때 가장 최근 기억만 강화될 가능성을 테스트하려고, 사카린 맛이 나는 물을 회피하는 훈련을 한 다음, 다시 소금 맛이 나는 물을 회피하는 훈련을 시켰다. 그 결과, 두 기억 모두 훈련 후에 PKM 제타 수준을 높였을 때 강화된 것으로 나타났다. 이는 뉴런에 이 효소의 양을 늘리면 모든 시냅스가 강화될 수 있다는 의미였다. 그런데 중요하든, 사소하든 관계없이 모든 기억이 파리 잡는 끈끈이처럼 우리 뇌에 붙어서 떠나지 않는다면 대혼란이 일어날 것이다.

하지만 사실은 그렇지 않은 듯하다. 신경과학자들은 PKM 제타에 형광물질로 표시를 해서 망원경을 통해 새로이 합성된 효소가 뉴런 어디로 가는지 볼 수 있다. "연구원들이 하는 일은 PKM 제타가 특별한 새 기억을 위해 연결을 생성하는 시냅스로 가는지 살펴보는 것입니다." 색터 박사는 앞으로의 연구에 대해 내게 말해주었다. 예비 단계에서 나온 결과에서는 PKM 제타가 모든 시냅스로 가지는 않았다. 이 결과는, PKM 제타가 일시적으로 기억을 저장하는 특정한 시냅스로 가며, 이는 아마도 일시적으로 적절한 시냅스를 강화하고 PKM 제타가 그쪽으로 이끌려 가는 식으로 시냅스에 표시를 남기는 화학 반응 때문이며, 그러기에 PKM 제타는 다른 단백질들이 기억을 고정하도록 지시를 내릴 수 있다는 것을 의미한다.

손을 대는 것마다 금으로 변하는 소원이 결국 저주가 된 미다스(Midas) 이야기처럼 기억을 영원히 유지하는 것은 약점이 될 수 있다. 왜냐하면 망각은 학습에서 기억만큼 중요하기 때문이다. 나쁜 습관은 극복하기 어렵고, 망각하는 능력은 향상되지 않으며, 오래된 주소나 전화번호 같은 정보는 갱신되지 않는다. 그리고 정신적 외상을 주었던 사건 때문에 한 사람을 짓누르는 공포는 사라지지 않는다.

"기억력을 향상시켜주는 약 때문에 어떤 부정적 결과가 나올지 알 수 없습니다." 논문의 대표 저자 토드 색터 박사가 내게 말했다. "신경퇴행성 질환 같은 기억상실증 환자는 얻는 것이 잃는 것보다 많을 겁니다."

수많은 종류의 기억이 있어서 저장되는 방법도, 장소도 다르지만, 색터 박사는 이런 접근이 단지 회피하는 기억뿐만 아니라 잠재적으로 모든 유형의 기억에 도움이 될 것으로 본다. "PKM 제타를 억제하면 많은 유형의 기억에 문제가 생기는 것으로 보아, 그만큼 기억력을 향상시킬 수도 있을 겁니다."

연구 결과는 망각이란 기억이 파괴된 결과인지, 혹은 존재하지만 찾지 못하는 것인지 오래된 질문을 제기한다. 색터 박사는 말한다. "이 연구가 답을 확실히 제공하지는 않지만, 제 생각에는 기억을 저장하고 회상하는 데 관여하는 분자에 대해 더 이해하게 된다면 이 논쟁은 사라질 겁니다."

기억력 향상 방법의 발견은 많은 사람, 특히 노년기에 인지력 저하와 심각한 건망증으로 고생하는 사람들에게 도움이 될 것이다. 많은 사람들이 뇌를 다친 후 기억상실로 어려움을 겪지만 이 연구가 하려는 것은 약품 개발이 아니다. "이 연구의 핵심은 기억이 어떻게 저장되는지 이해하는 것입니다. 생물학에서 가장 기본적인 미스터리 가운데 하나지요."

7-3 잊으려 애를 써봐도

잉그리드 비클그렌

솔로몬 셰라셰프스키는 말을 한 번 듣기만 하면 한 글자도 틀리지 않고 그대로 말할 수 있었다. 몇 분이면 복잡한 수학 공식, 외국어 문장, 50가지 숫자나 의미 없는 음절들을 기억해냈다. 러시아 심리학자 알렉산드르 루리야에 따르면, 이런 기억의 흔적이 아주 오랫동안 셰라셰프스키의 뇌에 각인되어 있어, 몇 년 후에도 그대로 재현해낼 수 있었다고 한다. 루리야는 저서《기억술사의 마음》에서 셰라셰프스키를 S라고 약칭하며 그에 대해 기록했다.

하지만 그의 뇌에 겹쳐 쌓아 올린 그 모든 기억의 무게는 극심한 혼란을 만들어냈다. S는 이야기의 의미를 파악하지 못했다. 단어들이 방해가 되었기 때문이다. "안 돼요. 이건 너무 많아요. 단어에서 이미지가 연상돼요. 서로 충돌하고, 결국 대혼란이 와요. 아무것도 생각할 수 없어요." S가 말했다. S에게 결정을 내리는 리더 역할을 요청하면, 전체 상황을 파악하지 못하고 쓸데없는 사소한 부분에 집중하느라 실수를 저질렀다. S는 기억하는 재주를 이용해 공연을 하며 생계를 유지했다.

그러나 그는 잊고 싶은 마음이 간절했다. 언젠가는 머릿속에서 없애고 싶은 항목을 적어놓고 불태우기도 했지만 공연한 짓이었다. 비록 S는 기억을 지배하려고 매우 주의를 기울였지만, 우리에게는 망각이 필요해서 때로는 필사적으로 잊으려고 한다. "인간의 기억은 꽤나 훌륭합니다." 스탠퍼드대학 신경과학자 벤저민 레비(Benjamin J. Levy)는 말한다. "머릿속에 아무것도 떠오르지 않는 게 아니라 쓸데없는 것들이 떠오르는 게 기억의 문제입니다."

망각이란 행위는 마치 대리석 덩어리로 조각상을 조각하듯 뇌 속에 있는 데이터를 정성 들여 갈고 닦는다. 망각은 우리가 세상을 이해하도록 진정한 가치가 있는 생각으로 가는 길을 닦아준다. 또한 정서적 회복도 도와준다. "사람들은 창피한 일은 잊으려 합니다." 케임브리지대학 인지 신경과학자 자라 베리스트룀(Zara Bergström)은 말한다. "파트너와 말다툼을 해도 그냥 넘어가길 바라지요." 최근 몇 년 동안 의도적으로 망각하는 인간의 능력에 대한 단서들이 많이 쌓였다. 이런 능력의 기반이 되는 신경 회로는 충동적 행동을 막는 신경 회로와 비슷했다.

최근의 데이터는 그동안 논쟁거리가 되어온 지그문트 프로이트의 억압 이론(원치 않는 기억은 무의식으로 떠밀려 들어간다)에 대한 최초의 과학적 뒷받침이 되어주었다. 새로운 단서는 억압하는 능력이 꽤 유용하다는 것을 뜻한다. 이런 능력이 없는 사람은 자기 생각에서 벗어나지 못하고 심사숙고만 하다가 우울증에 이르고 만다. 기억의 충분치 못한 억압은 트라우마 환자의 정서적 회복을 방해할 수 있다. 정신적 간섭에 제동을 가하지 못한다면, ADHD 환자들은 (용어를 만들자면) 무망각증에 걸리게 될 것이다. 간단히 말해 기억(그리고 망각)이 인성을 형성할 수 있다는 것이다.

그러나 망각하는 능력은 불변하는 것이 아니다. 정신적 제동기를 적용하는 연습을 한다면, 원치 않는 기억은 점차 사라질 것이다. 따라서 일반적 지식과는 달리 억압 치료가 언젠가 기분 장애나 인지 장애 치료에 도움을 줄 수도 있다. 의도적으로 망각을 한다는 것은 어떤 생각과 기억이 우리 의식으로 들어오도록 통제하는 능력과 관련이 있기 때문에, 거부당한 기억의 연구는 의식을 이해하는 데 도움이 될 수도 있다.

기억의 집을 청소하기

사람들은 대부분 망각이라는 개념에서 잃어버린 자동차 열쇠나 깜빡해버린 약속, 망친 시험 등을 떠올린다. 그리고 망각은 치매의 전조다. 심리학자들은 오래전부터 이런 의견을 공유했다. 그리고 대다수 심리학자들은 지식이 빠져나갈 틈을 닫으려는 목적으로 기억을 연구했다. 거슬리는 감정적 기억을 차단하는 것도 오랫동안 비정상적인 것으로 간주해왔다. 1900년대 초 프로이트는 사람들이 부정적 기억을 차단하는 것은 방어기제라고 주장했다. 그의 이론에 따르면, 심리적 회복을 앞당기려면 이런 기억을 되돌아보아야 한다.

망각에 관한 부정적 견해에 대해 1970년 현재 UCLA에 재직 중인 심리학자 로버트 비요크(Robert A. Bjork)는 이의를 제기했다. 그는 일부 학습 내용을 잊으라는 지시가 다른 기억을 향상시킬 수 있다는 사실을 발표했다. 따라서 망각은 지적으로 열등하다는 신호가 아니다. 오히려 그와는 반대다. 비요크는, 망각의 목적이 불필요해진 생각 때문에 현재의 정보를 처리하는 데 방해가 되지 않게 하는 것이라고 썼다. 필요한 물건을 찾을 때 관계없는 물건을 치우는 것과 비슷하다. "기억력에 대한 불만을 말할 때, 사람들은 언제나 정보를 충분히 기억하지 못하는 것이 문제라고 가정한다. 하지만 진짜 문제는 충분히 망각하지 않았거나 효율적으로 망각하지 않는 것일 수도 있다."

처음에는 비요크의 아이디어를 지지한 과학자가 거의 없었고, 여전히 망각을 학습과 기억에 상반되는 것으로 간주했다. 그리고 1990년대에 비요크는 아내 엘리자베스 비요크(Elizabeth L. Bjork)와 대학원생 마이클 앤더슨(Michael C. Anderson, 당시 이들은 모두 UCLA에 있었다)과 함께 망각의 다른 목적을 밝혀냈다. 그들은 이를 인출유도 망각(retrieval-induced forgetting)이라고 불렀다. 그들은 저장된 특정 정보에 의도적으로 재방문하면 나중에 그와 매우 유사한 내용을 떠올릴 때 방해가 된다는 사실을 발견했다. 이 과정은 계속해서 변화한다. 그 이유는 상대적으로 중요한 생각을 방해할 가능성이 높은 기억을 찾아 삭제하거나 눈에 띄지 않게 해야 하기 때문이다. 예를 들면 새로 이사 간 친구의 집으로 가는 길을 기억하는 대신, 이전에 살던 집으로 가는 길에 대한 기억은 희미해진다. "망각한다는 것은, 잊고 싶은 기억이 정말 간직하고 싶은 기억에 별로 방해가 되지 않는다는 것입니다"라고 미시간대학의 심리학자 존 조나이즈(John Jonides)는 말한다. "망각을 하면 기억력이 크게 향상됩니다."

이러한 향상은 이마 뒷부분에 위치한 전전두엽 피질에서 일어나는 것으로 추측된다. 전전두엽 피질은 뇌에서 이른바 '집행 기능'을 담당하는 곳으로 계획, 계산, 추론은 물론 충동을 자제하는 통제 기능도 수행한다. 전전두엽 피질의 많은 부분은 억제 역할을 하는 것으로 추측되며, 뇌의 다른 영역에 있는 뉴런의 반응을 가라앉힌다. 아내나 남편이 집에 늦게 들어오거나 집을 엉망으로 해놓고 나가서 상대방에게 화를 내고 싶을 때 전전두엽 피질에 있는 세포들(그날이 쉬는 날이 아니라면)은 우리 목소리가 높아지지 않게 해준다. 더 일반적인 경우를 생각해보면, 전전두엽 피질에 있는 세포들은 붐비는 도로에 공이 떨어졌을 때 반사적으로 공을 따라가지 못하게 막아준다.

　연구원들은 억제하는 역할을 하는 뉴런들이 기억에도 영향을 미치는 것으로 추측했다. 인출유도 망각에서 억제는 우리 의도와는 상관없이 우리 의식 아래에서 일어난다. 하지만 10여 년 전 오리건대학의 인지심리학자였던 앤더슨은 인간이 기억을 의식적으로 통제할 수 있는지 궁금증을 느꼈다. 우리는 스스로 망각할 수 있을까? 어찌 됐건 정서적 이유에서든, 지적인 이유에서든 우리는 망각을 원하는 경우가 많다.

다시 찾아온 억압

앤더슨은 자신의 아이디어를 시험하기 위해 인간의 억제력을 평가하는 데 사용했던 고/노고(go/no-go)라는 테스트를 기억에 적용할 수 있게 수정했다. 앤더슨은 그의 학생이었던 콜린 그린(Collin Green, 현재 나사 에임스 연구센터에 재직 중)과 함께 2001년 발표한 연구에서 학부생 32명을 대상으로 '싱크/노싱크(think/no-think)'라는 테스트를 실시했다. 학생들은 시련-바퀴벌레 등 40가지 단어 쌍을 학습한다. 첫 번째 단어는 두 번째 단어에 대해 단서를 제공하는 역할을 한다. 다음 날 실험 참가들에게 단서를 준 다음 그에 해당하는 단어를 생각해서 말하거나, 연상되는 단어를 억제하라고(생각하지 마라고) 요청했다.

억제는 잘 작동하는 것으로 보였다. 학생들은 기준점이 되는 단어들, 즉 학습은 했지만 연습이나 억제를 하지 않은 단어들보다도 적게 억제한 단어를 기억했다. 그리고 짝을 이룬 단어를 기억하지 않게 막으려고 할수록 기억력은 나빠졌다. 즉 잊으려고 노력할수록 더 많이 망각했다. 이와는 대조적으로 그와 짝을 이룬 단어에 대한 기억은 반복해서 말할수록 향상됐다. 연구원들이 학생들에게 같은 단어에 대한 새로운 단서를 주자, 학생들은 이번에도 억제한 단어를 제시할 때 가장 어려워했고, 이는 그 단어들을 잊었다는 것을 뜻했다. 이런 결과는 프로이트가 생각했던 것처럼 뇌에 원치 않는 기억들을 눌러 넣을 수 있다는 것을 의미했다. 프로이트는 억압된 기억들이 돌아와 우리를 괴롭힌다고 생각했다. 하지만 새로운 데이터가 가리키는 것은, 사람들이 그런 기억을 배경으로 사라지게 할 수 있다는 사실이었다(비록 얼마나 오랫동안인지는 여전히 명확하지 않지만). 따라서 그렇게 하는 것은 우리의 감정과 생각을 조절하는 중요한 방법이다. 기억을 상기시켜주는 무언가에 반응해 우리 머릿속에 잡다한 생각들이 돌아다니도록 놔두는 것은 인지를 운동 반사에 빗대어 말하는 것과 같다고 영국 케임브리지 의학연구위원회 인지와 뇌과학 부서의 앤더슨은 말한다. "우리는 언제나 반사적으로 행동하길 바라는 건 아니에요. 그 점이 우리를 인간답게 하는 거죠."

억제 기계

몇 년이 지난 후 앤더스 연구팀은 대략 뇌의 어느 영역에서 이러한 기억 통제를 뒷받침하는지 설명했다. 2004년 앤더슨은 당시 스탠퍼드대학의 심리학자였던 존 가브리엘리(John Gabrieli) 등과 실험 참가자들이 싱크/노싱크 테스트를 하는 동안 fMRI를 이용해 그들의 뇌를 촬영했다. 연구원들은 단어를 기억해야 할 때의 영상과 잊으려고 애쓸 때의 영상을 비교해서, 활발한 활동을 보인 전전두엽 피질(앞서 언급한 계획과 관리를 전담하는 영역)의 두 영역과 활동이 감소한 해마(기억의 구성요소를 합치고 재활성화하는 영역)가 기억 억압과 관련이 있다는 사실을 찾아냈다.

최근에 기억한 단어들이 앞으로 잊게 될 단어들보다 해마에서 더 활발하게 활동했기 때문에, 어떤 단어 쌍이 성공적으로 억압될지 예측할 수 있었다. 한편, 전전두엽 피질의 개입은 망각의 가능성을 예측했다. 더 많은 활성화는 더 큰 억제력을 의미했다.

콜로라도대학 볼더캠퍼스 브렌단 데프(Brendan Depue) 연구팀은 감정이 그런 결과에 얼마나 영향을 미치는지 조사하기로 했다. 2006년 데프 연구팀은 무표정한 얼굴 사진에 몇 가지 자극('기형' 등 부정적 의미의 단어나 '랜턴' 등 중립적 의미의 단어, 혹은 불쾌한 사진이나 중립적 사진)을 더했을 때 학습과 기억, 억압에 어떤 영향을 미치는지 테스트했다. 이들은 이런 행동에 억압이 작동할 뿐만 아니라, 자극이 부정적일 때 훨씬 강해진다는 것을 발견했다. 이는 사람들이 중립적 기억보다 정서적 기억을 잘 통제한다는 것을 뜻했다. 게다가 사람들이 이렇게 통제할 때 먼저 시각 피질 등 감각과 관련된 뇌의 영역에서 반응이 사라졌다. 마치 뇌가 기억나는 영상을 지워버리려는 것 같았다. 사람들이 생각을 억제하는 훈련을 계속할수록, 감정을 처리하는 주요 기관인 해마와 편도체 모두 조용해졌다. 경험했던 모습이 일단 사라지기 시작하면, 뇌는 여전히 남아 있는 그와 관련된 감정을 최소화하고, 전체적으로 기억을 퇴화시키려고 애쓴다. 늘 그렇듯, 이 모든 일은 전전두엽 피질에서 일어난다.

베리스트룀 연구팀은 이제 망각의 순간을 나타내는 뇌 신호를 파악했다. 그녀의 연구팀은 뇌파 전위 기록술을 이용하면서, 두피에 부착한 전극을 통해 뉴런에서 생성되는 전기장에 접근했다. 인지에 관한 새로운 이벤트가 발생하면 전기장은 이를 즉시 반영한다. 베리스트룀의 최신 데이터에 따르면, 정수리 부근에서 감지되는 활동파는 기억된 정보의 양과 관련이 있다. 신호가 클수록 기억이 상세해졌다. 2007년 발표된 연구에서 베리스트룀 연구팀은, 단서에 의해 나타난 기억을 억누르려 하면 0.5초 안에 이 신호가 사라져버리는 것을 발견했다. 2009년에도 이 연구팀은 다른 생각 없이 합심해서 어떤 기억을 억누를 때에만 망각의 전기 신호 반응이 나타난다고 보고했다. 베리스트룀은 말한다. "회상과 관련된 신호는 감소해, 전혀 아무것도 기억하고 있지 않은 정도까지 줄어듭니다."

그 대신 생각 교체 기법(멈추고 싶은 생각을 다른 생각으로 바꾸는 기법)을 사용하면 기억 신호는 사라지지 않는다. 그렇게 생각을 교체했던 참가자들은 그들이 학습했던 연관 단어의 일부를 잊어버리긴 했지만, 완전하게 잊은 것은 아니었다. 베리스트룀은 이것이 다른 메커니즘이 있음을 의미한다고 말한다.

너무 많은 기억

망각이 누구에게나 쉬운 것은 아니다. 앤더슨의 실험에서 가장 뛰어났던 사람은 기억하지 않으려고 했던 내용의 60퍼센트를 잊었다. 겨우 1분 정도 연습했다는 사실을 감안하면 대단히 인상적 능력이다. 이와는 대조적으로 셰라셰프스키에 비할 바는 아니어도 기억을 잘하는 사람들은, 단어의 흔적을 잊으려고 애쓴다고 해도 어떤 경우에는 기억을 억누르려는 시도를 여러 번 하고 나면 더 잘 기억하기도 했다. "사람마다 망각 능력이 천차만별입니다." 레비는 말한다.

이런 능력은, 혹은 이런 능력이 없는 것은 인성에까지 영향을 미친다. 예를 들면 부정적 기억을 떨쳐내지 못하는 사람은 쉽게 기분이 나쁜 상태가 된다. 망각하지 못하는 것이 우울증을 유발하지는 않지만, 우울증 환자는 암울한 생각을 떨쳐내는 데 어려움을 느낀다는 연구 결과가 있다. 2003년 발표된 어느 실험에서 샌안토니오 트리니티대학의 폴라 허텔(Paula T. Hertel)과 현재 텍사스아동병원과 베일러의대에서 근무하는 멜리사 거슬(Melissa Gerstle)은, 우울한 학생들이 억제 연습을 한 단어들을 다른 학생들보다 더 많이 기억한다는 사실을 발견했다. 망각하는 데 큰 어려움을 느꼈던 학생들은 '고민' 측정과 원치 않는 생각을 하는 빈도에서는 높은 점수를 받았다. 여기서 고민이란 한 가지 걱정에 대해 곱씹어 생각하는 경향을 말한다.

기억을 통제하지 못하면 다른 인지 문제가 뒤따를 수 있다. 특히 주의력 결핍이 자주 나타난다. 2010년 데프 연구팀은 ADHD 환자는 싱크/노싱크 테스트에서 얼굴-사진 쌍을 망각하는 데 장애가 없는 사람보다 더 어려움을 느낀다는 사실을 발견했다. ADHD가 심할수록 더욱 어려움을 느꼈다. 이러한 결핍의 기저에는 전혀 다른 뇌 활성화 패턴이 있는 것으로 보였다. 기억을 억누르는 일을 할 때 ADHD 환자의 전전두엽 피질은 다른 사람보다 덜 활성화됐다. 연상을 억제하려고 10번에서 12번까지 시도했지만 ADHD 환자의 경우, 함께 정서적 기억을 기록하는 해마와 편도체는 억제될 기미가 보이지 않았다. 따라서 ADHD는 행동뿐만 아니라 기억에 대한 통제력도 약화시키는 것으로 보였다. 이런 통제력 부족 때문에 집중에 방해가 되는 잡생각이 나타난다.

아마도 당연한 말이겠지만, 집행 능력이 뛰어난 사람은 기억 억제력도 뛰어나다. 집행 기능을 나타내는 한 가지 척도는 이른바 작업 기억이라고 하는 것이다. 작업 기억은 머릿속에 있는 정보를 가지고 조작이 가능하게 하는, 즉 읽거나 계산을 할 수 있게 하는 작업 공간이다. 아직 발표되지는 않았지만, 앤더슨과 오리건대학의 심리학자 테드 벨(Ted Bell)은 최근 두 실험에서 사람들의 작업 기억을 테스트하려고 계속해서 늘어나는 단어들을 저장하면서 계산을 수행하라고 요청했다. 가장 많은 단어를 기억한 사람은 싱크/노싱크 테스트에서 가장 많이 잊어버리기도 했다. 앤더슨은 말했다. "머릿속에 기억한다는 것은 잊어버리는 것과 관계가 있습니다."

집행 기능과 마찬가지로 평범한 사람들의 망각 능력 또한 세월이 흐르면서 좋아졌다 나빠졌다 한다. 앤더슨과 캘리포니아대학 버클리캠퍼스의 신경과학자 페드로 파즈-알론소(Pedro M. Paz-Alonso)는 동료들과 함께 기억 억제가 청소년기 수준에 근접하는 8~12세에 향상된다고 보고했다. 망각은 노년기에 다시 어려운 일이 된다. 2011년 발표된 연구에서 앤더슨 연구팀은 노인들이 기억 속 자신의 경험을 의식에서 제거하는 데 18~25세 사람들보다 훨씬 어려움을 느낀다는 사실을 발견했다. "어린아이와 노인들은 이런 기억을 없애는 걸 어려워합니다." 독일 레겐스부르크대학 심리학자 칼 하인츠 보이믈(Karl-Heinz Bäuml)은 말한다. 보이믈의 추측에 따르면 특히 삶에 불쾌한 일이 생겼을 때 두 집단 모두에 회복이 문제가 될 수 있다.

영화 〈이터널 선샤인〉

2004년 영화 〈이터널 선샤인(Eternal Sunshine of the Spotless Mind)〉에서 클레멘타인(케이트 윈슬렛)은 남자 친구 조엘(짐 캐리)과 사이가 멀어지자 남자 친구에 대한 머릿속 기억을 삭제한다. 하워드 박사(톰 윌킨슨)는 조엘에게 "그녀는 행복하지 않았네. 새로운 삶을 살고 싶어 했지. 우리는 그런 가능성을 제공한다네"라고 설명해준다. 하워드를 찬양하는 조수는 하워드가 하는 일을 깔끔하게 정리해준다. "성인이 되면 슬픔이나 공포 등으로 뒤범벅이 되죠. (…) 하워드는 그걸 모두 정리해줍니다."

그럴 수만 있다면. 연구원들은 약을 이용해 망각이 일어나게 하는 방법을 탐구하지만, 힘든 기억을 간단히 삭제해주는 의학적 방법은 아직 요원하다.

그렇기는 해도 망각에 대해 지도를 받을 수 있을지는 모른다.

보이믈은, 심리학 실험에서 10~20회 정도 기억을 차단하면 대개 망각에 이르게 된다고 말한다. 따라서 이론적으로 한 달 동안 날마다 기억을 차단하면 하나의 기억을 매장할 수 있다. 보이믈은 또한 효과가 커지는 방법까지 찾아냈다. 2010년 그의 연구팀은 대학생들에게 싱크/노싱크를 하게 하면서 얼굴과 관련된 단어를 보여주기 1초 전에 단어를 억제(혹은 기억)하라고 지시했다. 이러한 경고는 효과가 있었다. 정신적으로 잠시 멈출 준비가 되어 있던 학생들은 억제 지시와 동시에 큐 신호를 받은 학생들보다 더 많은 단어를 망각했다. 그러므로 고통스러운 기억이 떠오를 만한 상황에 처할 가능성이 커졌을 때, 이런 기억을 미리 잊어버려야 한다고 생각한다면 더 잘 대처할 수 있을 것이다.

몇 년에 걸친 억제 연습 또한 도움이 될 수 있다. 앤더슨은 대학원생 저스틴 헐버트(Justin Hulbert), 예일대학 신경과학자 브라이스 쿨(Brice Kuhl)과 함께 심각한 트라우마(예를 들면 사랑하는 가족의 사망, 강간, 자연재해 등)를 경험한 학부생들은 아픈 기억을 떠올리게 하는 생각이 날 때마다 떠오르는 단어를 차단하는 능력이 트라우마가 없는 학생보다 일관적으로 좋았음을 보여주었다. 따라서 장기적으로 어떤 나쁜 기억을 지우려고 노력하면 억제 능력을 연마할 수 있다. 물론 대학 입학에 성공한 트라우마 환자는 처음부터 집행 통제력이 좋았을 가능성이 크다.

사실 그 같은 개인차가 있어서 억제만으로 모든 사람에게 효과가 나타나기는 어렵다. 2009년 연구에서 허텔과 마이애미대학의 유타 요어먼(Jutta Joormann) 연구팀은 성인 우울증 환자에게 서로 무관한 명사 한 쌍을 외우게 했다. 각각은 정서적으로 중립적인 단어와 긍정적인 혹은 부정적인 단어로 구성되어 있었다. 이를테면 버섯-인질, 커튼-유머 등등이다. 그런 다음 긍정적 쌍을 연습하고 부정적 쌍은 억제했다. 일부 실험 대상자는 생각 교체 전략을 사용해 목표 단어를 다른 단어로 바꾸었다. 테스트를 받을 때 단어를 억제했던 우울증 환자들은 억제하려고 애쓰지 않았을 때보다 부정적 단어를 더 많이 망각하지는 않았다. 이와는 대조적으로 생각 교체를 했던 환자들은 생각 교체 기법을 연습한 지 두 번 만에 기억이 약 25퍼센트 감소했다. 이러한 결과는, 우울증이 있는 사람들은 원치 않는 기억을 떨쳐버릴 수가 없다는 것을 의미한다. 그들에게는 적극적으로 교체하는 방법이 좋을지도 모른다.

일부 심리학자들은 어떤 방법도 지지하지 않는다. 기억이 떠오르는 순간 딴생각이 들도록 그냥 무언가를 하는 것이 망각의 또 다른 방법이라고 메릴랜드대학 인지심리학자 트레이시 톰린슨(Tracy Tomlinson)은 말한다. 2009년 발표한 연구에서 톰린슨 연구팀은, 어떤 단어가 나타나리라는 신호가 있을 때마다 엔터키를 누른 사람들은 단어가 떠오르는 것을 정신적으로 막았던 사람들만큼 단어를 망각한다는 사실을 발견했다. 톰린슨은 말한다. "적극적으로 단어를 찾아 짓밟아버리지 않아도 됩니다. 행동은 기억을 방해합니다."

이렇게 개인의 정신을 통제하는 방법 중 임상용으로 개발된 것은 없다. 기분 나쁜 단어나 공포에 질린 얼굴은 확실히 잊을 수 있다 해도, 성적 학대에 대한 기억 등 매우 사적이고 감정적인 기억을 차단하는 능력에는 여전히 확신을 가질 수 없다. 그럼에도 연구원들은 망각을 이용해서 우울증이나 외상 후 스트레스 장애, 강박 장애 등 기분 장애를 치료하고 싶어 한다.

물론 어떤 상황은 기억에서 쉽게 사라지지 않는다. 다시 떠오르기 때문이기도 하고, 다른 이유로 평가받을 필요가 있기 때문이기도 하다. 하지만 여기서도 망각에는 제 역할이 있다. 심리치료사들은 환자들이 경험한 일을 재해석하게 할 때 무의식 상태에서 사건의 희망적 측면을 강조해 기억상실을 유도할 수도 있다. 그리하여 심리치료사들은 긍정적 기억과 부정적 기억의 상대적 접근성을 변화시킬 수 있다. 이를테면 희망적 기억이 더욱 자주 떠오르게 하는 식이다. 이런 식으로 망각은, 여러 가지 형태로 뒤에 숨어서 우리의 정신건강을 지켜주는 비밀 요원 역할을 하는지도 모른다.

또한 망각은 의식의 암호를 깨트리는 데 도움이 될 수 있다. 외부 세계를 감시하는 우리의 감각뿐 아니라 우리가 의식하는 (혹은 의식하지 못하는) 생각이나 기억이 의식의 재료가 될 수도 있다. 앤더슨은, 사람들이 그러한 내적 관념을 머릿속에서 어떻게 의도적으로 제거하는지 알게 되면, 일반적으로 의식이 어떻게 동작하는지 알 수 있을 거라고 말한다. "순간순간 일어나는 의식적 경험 말고 무엇이 더 있을까요? 우리가 그것을 이해할 수 있다면 인간에게 무엇이 근본적인지 조금은 알 수 있을 겁니다."

7-4 뇌와 블루베리

메리 프란츠

파랗고 달콤하고 과즙이 많으며, 자꾸 깜빡하는 현상을 막아주는 데 도움이 되는 것은? 블루베리라고 생각하셨다면 정답이다. 미국인들은 맛있는 과일을 충분히 섭취하지 못하는 것으로 보인다. 데이터가 존재하는 가장 최근 연도인 2008년, 미국인 1인당 블루베리 소비량은 통산 최고치인 약 350그램에 달했다. 이 수치는 슈퍼마켓에서 파는 한 상자 정도를 의미하며, 2007년의 260그램보다 증가한 것이다. 블루베리를 많이 먹는 이유가 건강 때문인지, 그저 맛이 좋아서인지는 확실히 알 수 없지만, 통통한 산앵두나무속 시아노코쿠스(*Vaccinium cyanococcus*), 즉 블루베리를 쇼핑 카트에 담아야 하는 이유가 또 있다. 우리의 뇌를 보호해줄지도 모르기 때문이다.

최근 발표된 연구는, 블루베리에 든 플라보노이드(flavonoid)라는 화합물이 기억력, 학습 능력과 추론 능력, 의사 결정, 언어 이해, 수리 능력 등 일반적 인지 기능을 향상시킬 수도 있다는 의견을 제시했다. 그리고 성인의 식습관과 인지 기능을 비교한 여러 연구는 플라보노이드를 소비하면 노화에서 자주 나타나는 정신적 기능의 퇴화를 늦추는 데 도움이 되거나 알츠하이머병이나 파킨슨병을 예방해줄 수도 있다는 의견을 제시했다.

한때 연구원들은 플라보노이드가 노화 방지제 역할을 하며, 활성산소라고 알려진 불안정한 분자가 유발한 피해에서 세포를 보호하는 효과가 있는 것처럼 뇌에도 효과가 있으리라 생각했다. 하지만 새로운 연구에서는, 인지력을 강화해주는 플라보노이드의 힘은 주로 플라보노이드와 뇌세포의 구조와 기능에 필수적인 단백질의 상호작용에서 나온다는 사실을 밝혀냈다.

과학자들은 지금까지 다양한 유형의 플라보노이드 6,000가지 이상을 파악했다. 이 화합물은 과일과 채소, 곡물, 콩 식품, 차, 와인 등에 널리 분포되어 있다. 따라서 블루베리만 과다 복용한다고 해서 정신 건강에 도움이 되지 않는다.

기억할 만한 다이어트

플라보노이드는 강력한 노화 방지제로, 신진대사 과정 중 우리 몸에서 생성되거나 공해, 담배 연기, 복사 등으로 생성된 활성산소가 야기하는 세포 손상을 방지해준다. 연구원들은 그 결과에 따라, 몇십 년 동안 이들 화합물이 면역력을 증가시키거나 암을 예방하고 과다한 염증을 감소시킬 수 있는지 조사해왔다. 플라보노이드는 혈류와 혈압 조절에도 도움이 되는 것으로 보인다.

대략 15년 전 화학자 로널드 프라이어(Ronald Prior)와 미 농무부 농업연구소의 신경학자 고(故) 제임스 조셉(James Joseph)은 다양한 음식의 노화 방지와 질병 퇴치 가능성을 평가하고 있었다. 이때 조셉은 적당한 양의 과일과 채소를 섭취한 사람들이 그렇지 않은 사람들보다 인지 테스트 점수가 좋다는 예비 자료에 대해 듣게 되었다. 흥미를 느낀 연구원들은 노화 방지 효과가 풍부한 식단이 뇌 기능을 향상시킬 수 있는지 테스트하고 싶어졌다.

프라이어와 조셉은 딸기 추출물과 시금치, 블루베리가 풍부하게 포함된 먹이를 19개월 된 중년 쥐에게 8주 동안 먹였다. 8주는 인간으로 보면 거의 10년에 버금가는 기간이다. 보통 먹이를 먹인 쥐는 8주가 지나고 중년이 되었을 때 높은 곳에 있는 판자 위를 걷기나 기둥을 타고 올라가기, 회전하는 막대에서 균형 잡기, 미로에서 헤엄치기 등에서 학습 능력과 운동 능력이 현저하게 나빠졌다. 이와는 대조적으로 보강된 먹이를 먹은 쥐들은 처음에 식단을 바꾸었을 때보다 이런 과제를 잘 수행했다(블루베리를 먹인 쥐들은 운동 능력이 더 뛰어났고, 이유는 분명하지 않지만 딸기나 시금치를 먹은 쥐보다 판자 위 균형 잡기나 막대 테스트를 훨씬 능숙하게 수행했다).

과학자들에게는 놀라운 순간이었다. 과일과 채소가 풍부한 식단에 들어 있는 무언가가 쥐들의 능력을 월등하게 향상시킨 것이다. 먹이에는 모두 플로보노이드가 풍부했기에 프라이어와 조셉은 이 화합물이 뇌 능력 향상의 원인이라고 추측했다.

한편 인간을 대상으로 한 연구 또한 플라보노이드가 풍부한 음식을 먹으면 인지력에 도움이 될 수 있음을 보여주었다. 2007년 발표된 연구에서 프랑스 국립보건의학연구소(INSERM)의 전염병학자 뤼크 르테뇌흐(Luc Letenneur) 연구팀은 인지 능력에 문제가 없는 노인 1,640명에게 식습관에 관한 설문지 작성과 인지 기능 테스트를 요청했다. 연구원들은 동일한 실험 대상자들에게 10년 동안 설문 조사와 테스트를 네 번 실시했다. 테스트를 할 때마다 매번 대상자들이 서로 다른 다섯 가지 플라보노이드를 섭취한 양을 수량화한 다음,

인지 능력에 영향을 미치는 운동이나 흡연, 비만 등 다른 건강 습관을 고려해 인지 능력 테스트 점수와의 상관관계를 조사했다.

연구를 시작할 때 가장 많은 플라보노이드를 섭취했던 사람은 간단한 산술 계산, 다양한 범주의 항목 기억하기, 단어와 문장 반복하기, 시공간 파악하기 등 사고 능력에서도 가장 좋은 성적을 기록했다. 게다가 시간이 흘러도 이들 은 플라보노이드를 거의 섭취하지 않았던 사람보다 꾸준히 성적이 좋았다. 반 면 플라보노이드를 거의 섭취하지 않았던 사람들은 갈수록 사고 능력이 떨어 졌다. 이 연구에서 가장 좋은 점수를 받은 사람의 플라보노이드 섭취량은 하 루 18~37밀리그램이었는데, 이는 블루베리 15개나 오렌지주스 4분의 1컵, 두부 반 컵에 해당했다.

플라보노이드 섭취와 인지에 대한 또 다른 연구는 플라보노이드가 풍부한 특정 음식물이 도움이 된다는 의견을 제시했다. 2009년 발표된 조사에서 노르 웨이 오슬로대학의 영양학자 에하 누르크(Eha Nurk)가 이끄는 연구팀은 70대 초반의 성인 2,000명에게 음식물 섭취 빈도에 관한 설문지를 작성해달라고 부탁한 다음, 그들이 얼마나 정신적으로 민첩한지 알아보려고 과거 경험에 대 한 기억력, 물건에 대한 이름 말하기 속도, 특정 알파벳으로 시작하는 단어 빨 리 말하기 등을 테스트했다. 특히 플라보노이드가 풍부한 와인이나 차, 초콜 릿을 꾸준하게 섭취한다고 대답한 사람들은 거의 섭취하지 않는 사람보다 인 지 능력이 현저하게 뛰어났다. 와인이나 차, 초콜릿을 전혀 섭취하지 않는 사 람들은 가장 나쁜 점수를 기록했다. 와인을 꾸준히(하지만 적당히) 마시는 사람은 인지력에 문제가 있을 가능성이 45퍼센트가량 낮았다. 여기서는 문제가 있다는 것을 하위 10백분위수에 해당하는 것으로 정의했다. 차와 초콜릿은 10~20퍼센트 위험이 감소했다. 세 가지 모두 꾸준하게 섭취하는 사람들은 문제가 생길 가능성이 70퍼센트 감소했다.

콩, 소나무 껍질, 코코아

연구원들은 플라보노이드와 인지력 향상의 관계를 조사하는 것에 더해 최근에는 플라보노이드를 사람들 식단에 추가하면 어떻게 되는지 인간과 유사한 쥐를 이용해 테스트하고 있다. (인간이 모두 같은 음식을 먹지는 않기 때문에) 인간의 기본적 식단을 통제하기가 쉬운 일은 아니지만, 플라보노이드를 식단에 추가하면 기억력, 사고 처리, 기타 인지 능력 등을 유지하거나 향상시킬 수도 있다. 2009년 영국 레딩대학 애나 맥레디(Anna Macready) 연구팀은 이런 논제를 테스트하기 위해 플라보노이드를 함유한 식품을 식사에 첨가해달라고 요청했고, 그 결과를 15가지 사례로 발표했다. 플라보노이드는 콩을 재료로 한 음식과 첨가물(은행잎 추출물이나 소나무 껍질 추출물) 등을 이용한 것이었고, 코코아 함유 음료를 이용한 사례도 있다.

인지 테스트 유형이 일관적이지 않아서 연구 결과를 해석하는 것이 어렵긴 하지만, 저자들은 어떤 식품에서 플라보노이드를 섭취했는지와는 무관하게 플라보노이드가 언어 이해, 간단한 추론과 의사 결정, 사물 기억력, 수리 패턴 인식 등 인지력을 향상시킨다고 결론을 내렸다. 플라보노이드는 손가락으로 두드리는 힘 등 운동 능력 향상에도 도움이 되는 것으로 보인다. 하루에 두부 한 컵 반이나 두유 두 컵 반이면 충분히 효과가 나타났고, 이는 하루에 은행잎 120밀리그램(캡슐 한두 개), 소나무 껍질 추출물 150밀리그램(캡슐 약 세 개), 코코아 음료에 함유된 플라보노이드 172밀리그램과 동일한 효과를 나타냈다. 코코아 음료에 함유된 플라보노이드 172밀리그램은 약 40그램의 초콜릿 일곱 개에 함유된 양을 말한다.

플라보노이드 함유 식품 가운데 우리가 가장 좋아하는 블루베리는 인간의 뇌를 가장 잘 보호해주는 식품인지도 모른다. 2010년 발표된 연구에서 신시내티대학의 정신의학연구원 로버트 크리코리언(Robert Krikorian) 연구팀은 약간의 기억 손상이 있는 75세 이상 성인 아홉 명의 기억력을 테스트했다. 그후 참가자들은 12주 동안 매일 야생 블루베리 주스를 두 컵(블루베리 다섯 컵과 비슷한 양)씩 마셨고, 단어 기억력과 물건의 쌍을 기억하는 능력에 대해 다시 한 번 테스트를 받았다. 블루베리 주스를 마신 사람은, 블루베리와 비슷한 모습이지만 플라보노이드가 들어 있지 않은 달콤한 음료를 마신 노인 일곱 명보다 평균 30퍼센트 정도 성적이 좋았다. 표본의 크기가 작긴 하지만 이 시험은 블루베리를 식단에 추가했을 때 적어도 노인의 경우 기억력을 향상시킬 수 있다는 사실을 강력히 암시한다고 크리코리언은 말한다. 또한 그는 꾸준히 블루베리를 섭취하면 노화에 따르는 인지 능력 감소를 피할 수도 있을 거라고 추측했다.

뇌-세포 스낵

플라보노이드는 어떻게 인지력에 영향을 미치는 걸까? 연구원들은 지난 10년 동안 플라보노이드를 함유한 먹이를 섭취한 쥐의 뇌 조직을 조사해 일부 플라보노이드가 혈액을 통해 뇌로 들어간다는 사실을 밝혀냈다. 플라보노이드는 일단 뇌에 들어가면 산화 방지제 역할을 하며 인지력에 영향을 미칠 수 있다. 하지만 최근 연구원들은 이 이론에 이의를 제기했다. 데이터에 따르면 뇌에 있는 플라보노이드의 양은 다른 산화 방지제, 이를테면 비타민 C보다 훨씬 적다는 것이다. 따라서 플라보노이드 이외의 화합물들이 다량의 활성산소를 청소하고 있을 가능성이 높다. 하지만 학자들이 발견한 것은 플라보노이드가 다른 방법으로 뉴런의 화학적 성질을 바꾸고 있다는 사실이었다.

조셉 연구팀은 일찍이 4개월 된 어린 생쥐에게 8개월 동안 블루베리가 풍부한 먹이를 먹이면 보통 먹이를 먹은 생쥐보다 뇌세포에 키나아제라는 효소의 수치가 높아진다는 사실을 발견했다. 과학자들은 플라보노이드가 키나아제 생산을 증가시킬 수 있다는 사실을 알지 못했지만, 다양한 유형의 키나아제는 학습과 기억에 필수적이다. 따라서 효소를 더해주면 인지력이 향상될 수 있다.

최근 들어 레딩대학의 영양 생화학자 제레미 스펜서(Jeremy Spenser)는 플라보노이드가 어떻게 사고에 매우 중요한 단백질의 작용에 영향을 미치는지 그 개요를 설명했다. 예를 들면 플라보노이드는 키나아제의 활동뿐만 아니라 포스파타아제(phosphatase)라는 효소의 활동을 조절하는 데에도 도움을 준다. 이들의 균형을 맞추는 것은 시냅스 또는 뉴런 사이 연결부위의 통일성을 유지하고, 그렇게 함으로써 뇌-세포 활동의 정상적 패턴을 유지하는 데 매우 중요하다.

콩 이소플라본은 약한 에스트로겐처럼 행동하며 에스트로겐 수용체에 결합해 자극하면서 기억력을 향상시키는지도 모른다. 이들 수용체를 자극하면 뉴런의 형태와 해마(기억에 관련된 구조물로, 나이가 들면서 기능이 약화될 가능성이 높다)의 화학적 성질 변화를 유발하는 것으로 알려져 있다. 이러한 변화는 뉴런 사이의 통신을 원활하게 하고, 그로 인해 기억력을 향상시킨다. 약간의 플라보노이드가 해마에 있는 새로운 신경 세포의 성장을 촉진할 수도 있다.

플라보노이드는 뉴런의 손상이나 죽음을 막아주고 알츠하이머병과 파킨슨병 등 신경퇴행성 질병과 싸우는지도 모른다. 동물실험과 세포배양에서 나온 데이터는 플라보노이드가 글루탐산염(농축된 상태에서 뉴런에 피해를 주는 신경전달물질) 같은 신경 독소가 뉴런에 있는 수용체에 결합하는 것을 방지해 그 영향을 개선할 수도 있다는 것을 의미한다. 또한 플라보노이드는 세크래타제(secretase)라는 효소의 활동을 방해하는지도 모른다. 세크래타제는 신경 세포의 파괴에 관여하며 신경퇴행성 장애일 경우 수치가 높아지기도 한다.

미래에는 fMRI 같은 영상 기술 덕분에 플라보노이드를 섭취하면 뇌 활동이 어떻게 바뀌는지 실시간으로 볼 수도 있을 것이다. 예를 들면 2006년 발표된 연구에서는 fMRI를 이용해 문자-숫자 매칭 테스트를 하는 동안 플라보노이드가 풍부한 코코아 음료를 섭취하자 실험 대상자의 대뇌 혈류가 증가한다는 사실을 찾아냈다. 그러한 결과는 식단을 개선해 인지력 감소를 막거나 오히려 인지력을 키우는 방향으로 인도해줄지도 모른다.

과학은 아직까지 어떤 플라보노이드 함유 식품이 가장 학습 능력과 기억력을 향상해주는지 밝혀내지 못했다. 하지만 플라보노이드가 풍부한 식품을 먹는 것이 보충제 섭취보다는 좋을 것이다. 처리 과정을 거치면 보충제에 포함된 실제 플라보노이드를 파괴하거나 감소시킬 수 있다. 온전한 과일이나 채소는 뇌에 가장 도움이 되는 이들 화합물의 양과 조합을 내포하고 있을 가능성이 높다. 현재 미 농무부의 식단 지침(매일 과일 두 컵과 채소 두 컵 반을 섭취하라고 요구한다)에 따른다면 다양한 이들 건강 화합물을 섭취하게 될 것이다. 실제로 그런 조언을 받아들인다면 자동차 열쇠가 어디 있는지 기억하는 데 도움이 될 것이다.

출처

1 What Is Memory?

1-1 Julian De Freitas, "Why Is Memory So Good and So Bad?", Scientific American online, May 29, 2012.

1-2 Christof Koch, "What Makes Something Memorable?", *Scientific American Mind* 21(4), 16-17. (September/October 2010)

1-3 Katherine Harmon, "4 Things Most People Get Wrong about Memory", Scientific American online, August 4, 2011.

1-4 Gary Stix, "You Must Remember This ⋯ Because You Have No Choice", Scientific American online, November 16, 2011.

1-5 Steve Ayan, "Speaking of Memory: Q&A with Nobel Laureate Eric Kandel", *Scientific American Mind* 19(5): 19. (October/November 2008)

2 Anatomy of Memory

2-1 Michael Rugg, "How Are Memories Saved?", *Scientific American Mind* 20(7): 74. (January/February 2010)

2-2 Alison Preston, "Short-term vs Long-term Memory", *Scientific American* 297(6): 114. (December 2007)

2-3 R. Douglas Fields, "Making Memories Stick", *Scientific American* 292(2): 74-81. (February 2005)

2-4 Joe Z. Tsien, "The Memory Code", *Scientific American* 297(1): 52-59.

(July 2007)

2-5 Rodrigo Quian Quiroga, Itzhak Fried, and Christof Koch, "Brain Cells for Grandmother", *Scientific American* 308(2): 30-35. (February 2013)

2-6 Ingfei Chen, "A Feeling for the Past", *Scientific American Mind* 22(6): 24-31. (January/February 2012)

3 Learning and Memory

3-1 Joe Z. Tsien, "Building a Brainier Mouse", *Scientific American* 282(4): 62-68. (April 2000)

3-2 R. Douglas Fields, "White Matter Matters", *Scientific American* 298(3): 54-61. (March 2008)

3-3 Simon J. Makin, "Sleep on It", Scientific American online, November 20, 2012.

4 Strange Cases: Amnesia, Hypnosis and Déjà Vu

4-1 Rajamannar Ramasubbu, "The Amnesia Gene", Scientific American online, December 9, 2008.

4-2 Amanda J. Barnier, Rochelle E. Cox and Greg Savage, "Hypnosis, Memory and the Brain", Scientific American online, October 7, 2008.

4-3 Uwe Wolfradt, "Strangely Familiar", *Scientific American Mind* 16(1): 32-37. (April/May 2005)

5 Trauma

5-1 Stephani Sutherland, "How Chronic Pain Affects Memory and Mood", *Scientific American Mind* 23(4): 8. (September/October 2012)

5-2 Katherine Harmon, "Memory Fades, but Emotion Endures", Scientific American online, April 12, 2010.

5-3 Elizabeth F. Loftus, "Creating False Memories", *Scientific American* 277(3): 70-75. (September 1997)

5-4 Jerry Adler, "Erasing Painful Memories", *Scientific American* 306(5): 56-61. (May 2012)

6 Aging

6-1 Nikhil Swaminathan, "Why Memory Fades with Age", Scientific American online, December 5, 2007.

6-2 Nikhil Swaminathan, "Memory Storage during Sleep Disrupted with Age", Scientific American online, July 29, 2008.

6-3 Meehan Crist, "Old Neurons, New Tricks", Scientific American 306(6): 22. (June 2012)

6-4 Katherine Harmon, "Aerobic Exercise Improves Memory in Older Adults", Scientific American online, January 31, 2011.

6-5 Christopher Hertzog, Arthur F. Kramer, Robert S. Wilson and Ulman Lindenberger, "Fit Body, Fit Mind?", *Scientific American Mind* 20(4):

24-31. (July/August 2009)

7 Improving Memory

7-1 Katherine Harmon, "To Sleep, Perchance to Dream—and Learn", Scientific American online, April 22, 2010.

7-2 R. Douglas Fields, "A Pill to Remember", Scientific American online, March 4, 2011.

7-3 Ingrid Wickelgren, "Trying to Forget", *Scientific American Mind* 22(6): 32-39. (January/February 2012)

7-4 Mary Franz, "Your Brain on Blueberries", *Scientific American Mind* 21(6): 54-59. (January/February 2011)

저자 소개

게리 스틱스 Gary Stix, 《사이언티픽 아메리칸》 기자

그렉 세비지 Greg Savage, 매쿼리대학교 교수

니킬 스와미나탄 Nikhil Swaminathan, 과학 전문 기자

더글러스 필즈 Douglas Fields, NICHD 수석 연구원

라자마나르 라마수부 Rajamannar Ramasubbu, 매티슨센터(정신과) 의사 겸 교수

로드리고 키안 키로가 Rodrigo Quian Quiroga, 레스터대학교 교수

로버트 윌슨 Robert S. Wilson, 러시아대학교 교수(의학)

로셸 콕스 Rochelle E. Cox, 매쿼리대학교 연구원

마이클 러그 Michael Rugg, 텍사스대학교 교수

메리 프란츠 Mary Franz, 과학 전문 기자

미한 크리스트 Meehan Crist, 생물학 전문 저술가

사이먼 마킨 Simon J. Makin, 레딩대학교 교수

스테파니 서덜랜드 Stephani Sutherland, 신경과학 전문 저술가

스티브 아얀 Steve Ayan, 심리학자 · 과학 저널 편집자

아만다 바니에 Amanda J. Barnier, 매쿼리대학교 교수

아서 크레이머 Arthur F. Kramer, 일리노이주립대학교 교수(심리학)

앨리슨 프레스턴 Alison Preston, 텍사스대학교 교수

엘리자베스 로프투스 Elizabeth F. Loftus, 캘리포니아대학교 교수

우베 볼프라트 Uwe Wolfradt, 마르틴루터대학교 교수

울먼 린든버거 Ulman Lindenberger, 막스플랑크연구소 연구원

이차크 프라이드 Itzhak Fried, UCLA 메디컬센터 의사

잉그리드 비클그렌 Ingrid Wickelgren, 《사이언티픽 아메리칸》 기자

잉페이 천 Ingfei Chen, 의학 전문 기자

제리 아들러 Jerry Adler, 저널리스트

조 첸 Joe Z. Tsien, 오거스타대학교 교수

줄리언 드 프레이타스 Julian De Freitas, 예일대학교 연구원

캐서린 하먼 Katherine Harmon, 과학 전문 기자

크리스토퍼 헤르초그 Christopher Hertzog, 조지아공대 교수

크리스토프 코흐 Christof Koch, 앨런뇌과학연구소 소장

옮긴이_홍경탁
카이스트 전기 및 전자공학과를 졸업하고 대학원에서 경영과학을 전공했다. 기업 연구소와 벤처기업에서 일했고, 현재는 번역가로 활동 중이다. 옮긴 책으로는 《공기의 연금술》, 《멈출 수 없는 사람들》, 《비난 게임》, 《마지막 사자들》 등이 있다. 번역에 대한 의문점이나 오역 신고를 받는 사이트(http://mementolibro.tistory.com)를 운영 중이다.